古醫籍稀見版本影印存真文庫

金匱要略

漢·張仲景 撰

中醫古籍出版社
Publishing House of Ancient Chinese Medical Books

圖書在版編目（CIP）數據

金匱要略/(漢）張仲景撰. —北京：中醫古籍出版社，2018.11（2024.9 重印）
（古醫籍稀見版本影印存真文庫）
ISBN 978-7-5152-1666-9
Ⅰ. ①金…　Ⅱ.①張…　Ⅲ.①《金匱要略方論》　Ⅳ.①R222.3

中國版本圖書館CIP 數據核字（2018）第 047259 號

古醫籍稀見版本影印存真文庫
金匱要略　漢·張仲景 撰

責任編輯　黄　鑫
封面設計　韓博玥
出版發行　中醫古籍出版社
社　　址　北京市東城區東直門内南小街16 號（100700）
電　　話　010-64089446（總編室）　010-64002949（發行部）
網　　址　www. zhongyiguji. com. cn
印　　刷　北京市泰鋭印刷有限責任公司
開　　本　850mm×1168mm　32 開
印　　張　9.375
字　　數　64 千字
版　　次　2018 年 11 月第 1 版　2024 年 9 月第 4 次印刷
書　　號　ISBN 978-7-5152-1666-9
定　　價　38.00 圓

國家古籍出版
專項經費資助項目

據中國中醫科學院圖書館藏明萬曆海虞趙開美本影印原書版框高二零二毫米寬一三三毫米

出版説明

中醫藥學是中華民族優秀傳統文化的重要組成部分，是我國醫學科學的特色，也是生命科學中具有自主創新優勢的領域。歷代存留下來的中醫典籍是我國寶貴的文化遺産，其承載着中華民族特有的精神價值、思維方法、想象力和創造力，是中醫藥科技進步和創新的源泉。對中醫古籍進行保護與整理，即是保護了我國全部古籍中的一個重要的組成部分。

《古醫籍稀見版本影印存真文庫》在全面調查現存古醫籍版本情況的基礎上，遴選出五十餘種具有較高學術價值、文獻價值的古醫籍，對其稀見的版本進行搶救性地挖掘整理，其内容涵蓋中醫臨床内、外、婦、兒、針灸、五官各科及基礎理論等領域。這些版本多爲亟待搶救的瀕危版本、珍稀版本、孤本、善本，或者曾經流傳但近幾十年來世面上已很難見到的版本，屬於讀者迫切需要掌握的知識載體，具有較高的出版價值。爲方便讀者閲讀與使用，本叢書整理者對所遴選古籍的版本源流及存世狀況進行了考辨，撰寫了提要，簡介了作者生平，評述了著作的學術價值；爲避免在整理過程中出現各種紕漏，最大限度地保留文獻原貌，我社決定採用影印整理出版的方式。

此次所選書目具有兩個特點：一是以學術性和實用性兼顧爲原則，選擇凝結歷代醫藥學家獨到理論精粹及豐富臨床經驗的精品力作，突出臨證實用，並且充分注重各類中醫古籍的覆蓋面，除了喉科之外，其餘各類均有涉及；二是選擇稀見版本，影印出版，不僅可以避免目前市場上古籍整理類書籍魚目混雜、貽誤後學之弊，而且能夠完整地體現歷史文獻的真實和完整性，爲讀者研習中醫提供真實的第一手資料。該叢書對於保護和利用中醫藥古籍，發揚和傳承中醫藥文化，更好地爲中醫藥科研、臨床、教學服務具有重大的意義。

我社自二十世紀八十年代成立以來，陸續出版了大型系列古籍叢書，影印的有《中醫珍本叢書》《文淵閣四庫全書子部醫家類》《北京大學圖書館館藏善本醫書》《海外回歸中醫古籍善本集萃》《中醫古籍孤本大全》等，自出版後廣受學界和藏書機構歡迎。實踐證明，以影印爲基礎進行文獻開發，不僅符合學術研究和收藏需要，而且操作性更強，對促進文獻批露意義重大。

在編輯過程中，我們遵循《古醫籍稀見版本影印存真文庫》的編輯規範，進行了嚴格地查重，並核查原書，爲每種圖書製作了新的書名頁，重新編目，讓讀者一目瞭然。爲了讓讀者真真切切感受古籍的原汁原味，我們對前言和目録均採用繁體竪排形式。需要説明的是，所收珍本中有缺卷或缺頁的情況，由於這些珍本基本上没有複本，我們没有進行配補，僅作了相應的標注，也留下了些許遺憾，敬請廣大讀者諒解。

中醫古籍出版社

二零一五年九月

前言

後漢張仲景（名機，南郡涅陽人）撰《傷寒卒病論》十六卷，西晉王叔和編次《傷寒論》十卷，餘不傳。北宋翰林學士王洙于館閣中得仲景《金匱玉函要略方》三卷，林億自雜病以下校正後刊行，即爲現存之《金匱要略方論》，共三卷，二十五篇。上卷爲辨傷寒，中卷則論雜病，下卷記録藥方。

全書論病六十餘種，載方二百六十二首。所述病證以内科雜病爲主，兼有部分外科、婦産科等病證。『藏府經絡先後病』篇論因機辨治，爲全書之總括。『痓濕暍』至『嘔吐噦下利』一十六篇爲内科諸病證治。『瘡癰腸癰浸淫』等三篇爲外科諸病證治。『婦人妊娠』以下三篇爲婦科諸病證治。書中劑型涉及湯、丸、散、膏、酒、洗、敷、坐等多種。

仲景治傷寒重祛邪扶正，治雜病重扶正以祛邪。寒邪傷陽氣，治傷寒祛邪須時時顧護陽氣。雜病多本於藏府之氣虚損，治雜病以經絡藏府病機爲基礎，於匡扶正氣中祛除內外諸邪，從而確立了以藏府辨證治療雜病之大法。

其以經、絡、府、藏之別論中風，以五藏氣血之虛損論虛勞、水氣等，均爲後世內科諸病辨治之源頭。而婦人三篇則爲中醫婦科學之發端。微妙在脉不可不察，仲景辨色脉，亦堪爲楷模。諸如以脉之虛實別肺痿、肺癰，以脉之微澀識痹之虛滯，以脉之雙弦、偏弦辨痰飲等，皆能指導辨證，把握病機。

全書開宗明義，力倡治未病。見肝之病，當先實脾，先其所因，優其所主。推而廣之，肝體陰而用陽，虛則滋水涵木、養血濡肝；實則清金制木，瀉肝實脾。五藏准此。書中文簡義奥，法有詳略，舉一反三，以此及彼。渴者予豬苓湯，爲熱與水結，餘皆仿此。熱與食結，宜大小承氣；熱與血結，宜桃紅承氣。

緩則治本，急則治標，扶正重補脾胃，祛邪慎用峻劑。桂枝茯苓丸行瘀化癥，『不知稍增』；大烏頭煎驅寒止痛，『不可一日再服』，以免逐邪而傷正。別氣味之所宜，明補瀉之所適。仲景臨證施治、救命活人之用心，非精讀原文，深思領悟，則難以知其微辭要義，宏法神韻。

《金匱要略》以論雜病脉證、藏府辨治而著稱於世，與《傷寒論》互爲羽翼，分述内傷、外感，爲濟世之梁筏，醫學之精髓。清代名醫費伯雄著《醫醇賸義》，深得仲景之要旨，因謂『疾病雖多，不越内傷外感，不足者補之，以複其正，有餘者去之，以歸於平……天下無神奇之法，只有平淡之法，平淡之極，乃爲神奇』。

《金匱要略》現存主要版本有元刻本、明刊本、清康熙刊本、日本諸刊本等。與《傷寒論》合刊者，有《仲景全書》諸本、《古今醫統正脉全書》諸本等。其中最著名者爲明萬曆二十七年己亥（一五九九）海虞趙開美校刻《仲景全書》本，今據之影印，以飨讀者。

中醫古籍出版社

目録

刻仲景全書序

歲乙未。吾邑疫厲大作。予家臧獲。率六七就枕席。吾吳和緩明卿沈君南昉在海虞。藉其力而起死亡殆徧。予家得大造于沈君矣。不知沈君操何術而若斯之神。因詢之。君曰。予豈探龍藏秘典剖青囊奧旨而神斯也哉。特于仲景之傷寒論窺一斑兩斑耳。予曰。吾聞是書于家大夫之日久矣。而書肆間絶不可得。君曰予誠有之。予讀而知其爲成無己所解之書也。然而魚亥不可正。句讀不可離矣。已而搆得數本。字爲之正。句爲之離。補其脱略。訂其舛錯。沈君曰是可謂完書。仲景之忠臣也。予謙不敏。先大夫命之。爾其板行。斯以惠廣同胞。不肖孤曰唯唯。沈君曰。金匱要略仲景治雜證之秘也。盍并刻之。㠯見古人攻擊補瀉緩急調停之心法。先大夫曰小子識之。不肖孤曰敬哉。既合刻則名何從。先大夫曰可。乳命之名仲景全書。既刻已。復得宋板傷寒論焉。予曩固知成注非全文。及得是書。不啻拱璧。轉卷間而後知成之荒也。因復并刻之。所以承先大夫之志歟。又故紙中檢得傷

寒類證三卷。所以隱括仲景之書。去其煩
而歸之簡。聚其散而彙之一。其于病證脉
方若標月指之明且盡。仲景之法于是粲
然無遺矣。乃并附于後。予囙是哀夫世
之人向故不得盡命而死也。夫仲景殫
心思于軒岐辯證候于絲髮著爲百十
二方。以全民命。斯何其仁且愛而躋一世
于仁壽之域也。乃今之業醫者。舍本逐

末超者曰東垣。局者曰丹溪已矣。而最稱
高識者則玉機微義是宗。若素問若靈
樞若玄珠密語則啞焉茫乎而不知旨
歸。而語之以張仲景劉河間幾不能知
其人與世代。猶靦然曰吾能已病足矣。
奚高遠之是務。且于今之讀軒岐書
者。必加誚曰。是夫也徒讀父書耳。不知
兵變已。夫不知變者世誠有之。呂其

變之難通而遂棄之者。是猶食而噎也，去食以求養生者哉。必且不然矣。則今日是書之刻。烏知不為肉食者大噬乎。說者謂陸宣公達而以奏疏醫天下。窮而聚方書以醫萬民。吾子固悠然有世思哉。予曰不不。是先大夫之志也。先大夫固嘗以奏疏醫父子之倫。醫朋黨之漸。醫東南之民瘼。以直言敢諫醫諭諛者之膏肓。故躓之日多。遣之日少。而是書之刻也。其先大夫宣公之志與。今先大夫歿垂四年。而書成。先大夫處江湖遐憂之心。蓋与居廟堂進憂之心同。一無窮矣。客曰。子實爲之。而以爲先公之志。殆所謂善則稱親與。不肖孤曰。不不。是先大夫之志也。

萬曆己亥三月穀旦。海虞清常道

人趙開美序。

金匱要略序

聖人設醫道以濟夭枉俾天下萬世人盡天年博施濟衆仁不可加矣其後繼聖開學造極精妙著于時名于後者和緩扁倉之外亦不多見信斯道之難明也與漢長沙太守張仲景以穎特之資徑造閫奧於是採摭羣書作傷寒卒病論方合十六卷以淑後學遵而用之困甦廢起莫不應效若神迹其功在天下猶水火穀粟然是其書可有而不可無者也惜乎後之傳者止得十卷而六卷則亡之宋翰林學士王洙偶得雜病方三卷於蠹簡中

名曰金匱方論即其書也豐城之劍不終埋沒何其幸耶林億等奉旨校正並板行于世今之傳者復失三卷豈非世無和氏而至寶妄倫於荊石與僕幼嗜醫書旁索羣隱乃獲于盱之丘氏遂得與前十卷表裏相資學之者動免掣肘嗚呼張茂先嘗言神物終當有合是書也安知不有所待而合顯於今也故不敢秘特勒諸梓与四方共之由是張氏之學不遺軒岐之道昭著林林總總壽域同躋豈曰小補之哉後至元庚辰樵川玉佩鄧珍敬序

金匱要畧方論

卷上

附方

牡蠣湯　柴胡桂枝生姜湯

柴胡去半夏加括蔞湯

中風歷節第五　論一首　脉證三條　方十二首

矦氏黑散　風引湯

防風地黃湯　頭風摩散

桂枝芍藥知母湯　烏頭湯

礬石湯

附方

續命湯　三黃湯

卷中

五臟風寒積聚第十一　論二首　脉證十七條　方二首

麻子仁丸　甘草乾姜茯苓白朮湯

痰飲欬嗽第十二　論一首　脉證二十一條　方十八首

茯苓桂枝白朮甘草湯　甘遂半夏湯

十棗湯　大青龍湯　小青龍湯

木防已湯　木防已加茯苓芒硝湯

澤瀉湯　厚朴大黄湯　小半夏湯

防已椒目葶藶大黄丸

小半夏加茯苓湯　五苓散

附方　茯苓飲

桂苓五味甘草湯　苓甘五味姜辛湯

婦人雜病第二十二　論一首　脉證十四條　方十七首

半夏厚朴湯　甘草小麥湯

小青龍湯　瀉心湯

温經湯　土瓜根湯

旋覆花湯　大黃甘遂湯

抵當湯　礬石丸

紅藍花酒　當歸芍藥散

小建中湯　腎氣丸

蛇床子散　狼牙湯

小兒疳蟲蝕齒方

雜療第二十三　論一首　證一條　方二十二首

四時加減柴胡飲　長服訶梨勒丸

三物備急丸　紫石寒食散

救卒死方　共五方　救卒死而壯熱方

救卒死而目閉者方

救卒死而張口反折者方

救卒死而四肢不收失便方

治屍蹶方　共二方

救小兒卒死而吐利不知何病方

救卒死客忤方　共二方

果實菜穀禁忌第二十五

食躁式躁方

治誤食鉤吻殺人解之方

治誤食水莨菪中毒方

治食芹菜中龍精毒方

治食苦瓠中毒方

治凡飲食中毒方

貪食食多不消心腹堅滿痛治之方

仲景全書目録終

金匱要畧方論卷上　　仲景全書二十四

漢　長沙守　張　機仲景述

晉　太醫令　王叔和　集

宋　尚書司封郎中充秘閣校理臣林億詮次

明　虞山人　趙開美　校刻

臟腑經絡先後病脉證第一

論十三首　脉證二條

問曰。上工治未病。何也。○師曰。夫治未病者。見肝之病。知肝傳脾。當先實脾。四季脾王。不受邪。即勿補之。中工不曉相傳。見肝之病。不解實脾。惟治肝也夫肝之病。補用酸。助用焦苦。益用甘味之藥調之。酸入肝。焦苦入心。甘入脾。脾能傷腎。腎氣微弱。則水不行。水不行。則心火氣盛。則傷肺。肺被傷。則金氣不行。金氣不行。則肝氣盛。則肝自愈。此治肝補脾之要妙也。肝虚則用此法。實則不在用之。經曰。虚虚實實。補不足。損有餘。是其義也。餘藏準此。

○夫人稟五常。因風氣而生長。風氣雖能生萬物。亦能害萬物。如水能浮舟。亦能覆舟。若五臟元真通暢。人即安和。客氣邪風。中人多死。千般疢難。不越三條。一者經絡受邪入臟腑。為内所因也。二者四肢九竅。血脉相傳。壅塞不通。為外皮膚所中也。三者房室金刃。蟲獸所傷。以此詳之。病由都盡。若人能養慎。不令邪風干忤經絡。適中經絡。未流傳腑臟。即醫治之。四肢纔覺重滯。即導引吐納。鍼灸膏摩。勿令九竅閉塞。更能無犯王法。禽獸災傷。房室勿令竭乏。服食節其冷熱苦酸辛甘。不遣形體有衰。病則無由入其腠理。腠者。是三焦通會元真之處。為血氣所注。理者。是皮膚臟腑之文理也。○

問曰。病人有氣色見於面部。願聞其說。○師曰。鼻頭色青。腹中痛苦冷者死。一云。腹中冷苦痛者死。鼻頭色微黑者。有水氣。色黃者。胸上有寒。色白者。亡血也。設微赤。非時者死。其目正圓者痓。不治。又色青為痛。色黑為勞。色赤為風。色黃者便難。色鮮明者有留飲。

師曰。病人語聲寂然。喜驚呼者。骨節間病。語聲喑喑然不徹者。心膈間病。語聲啾啾然細而長者。頭中病。一作痛。

師曰。息搖肩者。心中堅。息引胸中上氣者。欬。息張口。短氣者。肺痿唾沫。

師曰。吸而微數。其病在中焦。實也。當下之即愈。虛者不治。在上焦者。其吸促。在下焦者。其吸遠。此皆難治。呼吸動搖振振者不治。

師曰。寸口脉動者。因其王時而動。假令肝王色青。四時各隨其色。肝色青而反色白。非其時色脉。皆當病。

問曰。有未至而至。有至而不至。有至而不去。有至而太過。何謂也。○師曰。冬至之後。甲子夜半少陽起。少陰之時。陽始生。天得溫和。以未得甲子。天因溫和。此為未至而至也。以得甲子而天未溫和。為至而不至也。以得甲子而天大寒不解。此為至而不去也。以得甲子而天温如盛夏五六月時。此為至而太過也。

師曰。病人脉浮者在前。其病在表。浮者在後。其病在裏。腰痛背強。不能行。必短氣而極也。

問曰。經云。厥陽獨行。何謂也。○師曰。此為有陽無陰。故稱厥陽。

問曰。寸脉沈大而滑。沈則為實。滑則為氣。實氣相搏。血氣入臟即死。入腑即愈。此為卒厥。何謂也。○師曰。唇口青。身冷。為入臟即死。如身和。汗自出。為入腑即愈。

問曰。脉脫入臟即死。入腑即愈。何謂也。○師曰。非為一病。百病皆然。譬如浸淫瘡。從口起流向四肢者可治。從四肢流来入口者。不可治。病在外者可治。入裏者即死。

問曰。陽病十八何謂也。○師曰。頭痛項腰脊臂脚掣痛。

陰病十八。何謂也。○師曰。欬上氣喘噦咽腸鳴脹滿心痛拘急。五臟病各有十八。合為九十病。人又有六微。微有十八病。合為一百八病。五勞七傷六極婦人三十六病。不在其中。清邪居上。濁邪居下。

大邪中表小邪中裏槃飪之邪從口入者宿食也五邪中人各有法度風中於前寒中於暮濕傷於下霧傷於上風令脉浮寒令脉急霧傷皮腠濕流關節食傷脾胃極寒傷經極熱傷絡

問曰病有急當救裏救表者何謂也○師曰病醫下之續得下利清穀不止身體疼痛者急當救裏後身體疼痛清便自調者急當救表也○夫病痼疾加以卒病當先治其卒病後乃治其痼疾也○

師曰五臟病各有得者愈五藏病各有所惡各隨其所不喜者為病病者素不應食而反暴思之必

發熱也。○夫諸病在藏欲攻之。當隨其所得而攻之。如渴者。與猪苓湯。餘皆倣此。

痓濕暍病脈證第二

論一首　脈證十二條　方十一首

太陽病。發熱無汗。反惡寒者。名曰剛痓。一作痙。餘同。太陽病。發熱汗出而不惡寒。名曰柔痓。○太陽病。發熱脈沉而細者。名曰痓。爲難治。○太陽病發汗太多。因致痓。○夫風病下之則痓。復發汗。必拘急。○瘡家雖身疼痛。不可發汗。汗出則痓。

病者身熱足寒。頸項强急。惡寒。時頭熱。面赤目赤。

獨頭動搖，卒口噤，背反張者，痓病也。若發其汗者，寒濕相得，其表益虛，即惡寒甚。發其汗已，其脉如蛇。一云其脉浛。◯暴腹脹大者，為欲解，脉如故，反伏弦者，痓。◯夫痓脉，按之緊如弦，直上下行。一作築築而弦。脉經云：痓家其脉伏堅，直上下。◯痓病有灸瘡，難治。◯脉經云：痓家其脉伏堅，直上下。

太陽病，其證備，身體强几几然，脉反沈遲，此為痓，括蔞桂枝湯主之。

括蔞桂枝湯方

括蔞根二兩　桂枝三兩　芍藥三兩

甘草二兩　生姜三兩　大棗十二枚

右六味。以水九升。煑取三升。分溫三服。取微汗。汗不出。食頃。啜熱粥發之。

太陽病。無汗而小便反少。氣上衝胸。口噤不得語。欲作剛痓。葛根湯主之。

葛根湯方

葛根四兩　麻黃三兩去節　桂二兩去皮

芍藥二兩　甘草二兩炙　生姜三兩

大棗十二枚

右七味。㕮咀。以水七升。先煑麻黃葛根。減二升。

去沫。内諸藥。煑取三升。去滓。温服一升。覆取微似汗。不須啜粥。餘如桂枝湯法。將息及禁忌。

痓為病。一本痓字上有剛字胷滿口噤。卧不着席。脚攣急。必齘齒。可與大承氣湯。

大承氣湯方

大黄四兩酒洗　厚朴半斤炙去皮　枳實五枚炙

芒硝三合

右四味。以水一斗。先煑二物。取五升。去滓。内大黄。煑取二升。去滓。内芒硝。更上火微一二沸。分温再服。得下止服。

太陽病。關節疼痛而煩。脉沉而細（一作緩）者。此名濕痺。（玉函云中濕）濕痺之候。小便不利。大便反快。但當利其小便。

○濕家之為病。一身盡疼。（一云疼煩）發熱。身色如熏黃也。

○濕家。其人但頭汗出。背強。欲得被覆向火。若下之早則噦。或胷滿。小便不利。（一云利）舌上如胎者。以丹田有熱。胷上有寒。渴欲得飲而不能飲。則口燥煩也。

○濕家下之。額上汗出。微喘。小便利（一云不利）者死。若下利不止者亦死。

○風濕相搏。一身盡疼痛。法當汗出而解。值天陰雨不止。醫云此可發汗。汗之病不愈者。何也。蓋發其汗。汗大出者。

但風氣去濕氣在是故不愈也若治風濕者發其汗但微微似欲出汗者風濕俱去也○濕家病身疼發熱面黃而喘頭痛鼻塞而煩其脉大自能飲食腹中和無病病在頭中寒濕故鼻塞內藥鼻中則愈脉經云病人喘而無濕家病以下至而喘十一字○濕家身煩疼可與麻黃加朮湯發其汗為宜慎不可以火攻之

麻黃加朮湯方

麻黃三兩去節　桂枝二兩去皮　甘草二兩炙

杏仁七十箇去皮尖　白朮四兩

右五味以水九升先煮麻黃減二升去上沫內

諸藥煑取二升半。去滓。温服八合。覆取微似汗。

病者一身盡疼發熱。日晡所劇者。名風濕。此病傷於汗出當風。或久傷取冷所致也。可與麻黃杏仁薏苡甘草湯。

麻黃杏仁薏苡甘草湯方

麻黃去節半兩湯炮　甘草一兩炙　薏苡仁半兩

杏仁十箇去皮尖炒

右剉麻豆大。每服四錢七。水盞半。煑八分。去滓。温服。有微汗。避風。

風濕脉浮。身重汗出。惡風者。防已黃耆湯主之。

防已黄耆湯方

防已一兩　甘草半兩炒　白朮七錢半

黄耆一兩一分去蘆

右剉麻豆大。每抄五錢七。生姜四片。大棗一枚。水盞半。煎八分。去滓。温服。良久再服。○喘者加麻黄半兩。○胃中不和者。加芍藥三分。○氣上衝者。加桂枝三分。○下有陳寒者。加細辛三分。○服後當如蟲行皮中。從腰下如氷。後坐被上。又以一被繞腰以下。温令微汗。差。

傷寒八九日。風濕相搏。身體疼煩。不能自轉側。不嘔不渴。脉浮虛而濇者。桂枝附子湯主之。若大便堅。小便自利者。去桂加白术湯主之。

桂枝附子湯方

桂枝四兩去皮　生姜三兩切　附子三枚炮去皮破八片

甘草二兩炙　大棗十二枚擘

右五味。以水六升。煑取二升。去滓。分溫三服。

白术附子湯方

白术二兩　附子一枚半炮去皮　甘草一兩炙

生姜一兩半切　大棗六枚

右五味。以水三升。煑取一升。去滓。分溫三服。一服覺身痺半日許。再服。三服都盡。其人如冒狀。勿怪。即是术附並走皮中。逐水氣。未得除故耳。

風濕相搏。骨節疼煩。掣痛不得屈伸。近之則痛劇。汗出。短氣。小便不利。惡風不欲去衣。或身微腫者。甘草附子湯主之。

甘草附子湯方

甘草二兩炙　白术二兩　附子二枚炮去皮

桂枝四兩去皮

右四味。以水六升。煮取三升。去滓。溫服一升。日三服。初服得微汗則解。能食。汗出復煩者。服五合。恐一升多者。服六七合為妙。

太陽中暍。發熱惡寒。身重而疼痛。其脉弦細芤遲。小便已。洒洒然毛聳。手足逆冷。小有勞。身即熱。口前開板齒燥。若發其汗。則其惡寒甚。加温針。則發熱甚。數下之。則淋甚。

太陽中熱者。暍是也。汗出惡寒。身熱而渴。白虎加人參湯主之。

白虎人參湯方

知母六兩　石膏一斤碎　甘草二兩

粳米六合　人參三兩

右五味。以水一斗。煑米熟湯成。去滓。溫服一升。日三服。

太陽中暍。身熱疼重。而脉微弱。此以夏月傷冷水。水行皮中所致也。一物瓜蒂湯主之。

一物瓜蒂湯方

瓜蒂二十箇

右剉。以水一升。煑取五合。去滓。頓服。

百合狐惑陰陽毒病證治第三

論一首　證三條　方十二首

論曰。百合病者。百脉一宗。悉致其病也。意欲食。復不能食。常默默欲臥。不能臥。欲行。不能行。欲飲食。或有美時。或有不用聞食臭時。如寒無寒。如熱無熱。口苦。小便赤。諸藥不能治。得藥則劇吐利。如有神靈者。身形如和。其脉微數。每溺時頭痛者。六十日乃愈。若溺時頭不痛。淅然者。四十日愈。若溺快然。但頭眩者。二十日愈。其證或未病而預見或病四五日而出。或病二十日。或一月微見者。各隨證治之。

百合病。發汗後者。百合知母湯主之。

百合知母湯方

百合七枚擘　知母三兩切

右先以水洗百合，漬一宿，當白沫出，去其水，更以泉水二升，煎取一升，去滓；別以泉水二升，煎知母，取一升，去滓；後合和，煎取一升五合，分溫再服。

百合病下之後者，滑石代赭湯主之。

滑石代赭湯方

百合七枚擘　滑石三兩碎綿裹　代赭石如彈丸大一枚碎綿裹

右先以水洗百合，漬一宿，當白沫出，去其水，更以泉水二升，煎取一升，去滓；別以泉水二升，煎滑石代赭。取一升。去滓。後合和重煎取一升五合。分温服。

百合病吐之後者。用後方主之。

百合雞子湯方

百合七枚 擘　雞子黃一枚

右先以水洗百合。漬一宿。當白沫出。去其水。更以泉水二升。煎取一升。去滓。内雞子黃。攪匀。煎五分。温服。

百合病。不經吐下發汗。病形如初者。百合地黄湯主之。

百合地黃湯方

百合七枚擘　生地黃汁一升

右以水洗百合漬一宿當白沫出去其水更以泉水二升煎取一升去滓內地黃汁煎取一升五合分溫再服中病勿更服大便當如漆

百合病一月不觧變成渴者百合洗方主之

百合洗方

右以百合一升以水一斗漬之一宿以洗身洗已食煑餅勿以鹽豉也

百合病渴不差者用後方主之

栝蔞牡蠣散方

栝蔞根　牡蠣熬等分

右為細末。飲服方寸匕。日三服。

百合病變發熱者。一作發寒熱 百合滑石散主之。

百合滑石散方

百合一兩炙　滑石三兩

右為散。飲服方寸匕。日三服。當微利者止服。熱則除。

百合病見於陰者。以陽法救之。見於陽者。以陰法救之。見陽攻陰。復發其汗。此為逆。見陰攻陽。乃復下之。此亦為逆。

狐惑之為病。狀如傷寒。默默欲眠。目不得閉。臥起不安。蝕於喉為惑。蝕於陰為狐。不欲飲食。惡聞食臭。其面目乍赤乍黑乍白。蝕於上部。則聲喝。一作嗄甘草瀉心湯主之。

甘草瀉心湯方

甘草四兩　黃芩三兩　人參三兩

乾姜三兩　黃連一兩　大棗十二枚

半夏半斤

右七味。水一斗。煮取六升。去滓。再煎。溫服一升。

日三服。

蝕於下部則咽乾苦參湯洗之。

蝕於肛者雄黃熏之。

雄黃

右一味為末筒瓦二枚合之燒向肛熏之。脉經云病人或從呼吸上蝕其咽或從下焦蝕其肛陰蝕上為惑蝕下為狐狐惑病者猪苓散主之。

病者脉數無熱微煩默默但欲臥汗出初得之三四日目赤如鳩眼七八日目四眥（一本此有黄字）黑若能食者膿已成也赤豆當歸散主之。

赤豆當歸散方

赤小豆三升浸令芽出曝乾　當歸

右二味杵為散漿水服方寸匕日三服

陽毒之為病面赤斑斑如錦文咽喉痛唾膿血五日可治七日不可治升麻鱉甲湯主之

陰毒之為病面目青身痛如被杖咽喉痛五日可治七日不可治升麻鱉甲湯去雄黃蜀椒主之

升麻鱉甲湯方

升麻二兩　當歸一兩　蜀椒炒去汗一兩

甘草二兩　雄黃半兩研　鱉甲手指大一片炙

右六味。以水四升。煮取一升。頓服之。老小再服取汗。

肘後千金方。陽毒用升麻湯。無鱉甲有桂。陰毒用甘草湯。無雄黃。

瘧病脉證并治第四

證二條　方六首

師曰。瘧脉自弦。弦數者多熱。弦遲者多寒。弦小緊者。下之差。弦遲者可溫之。弦緊者可發汗針灸也。浮大者可吐之。弦數者風發也。以飲食消息止之。

○病瘧。以月一日發。當以十五日愈。設不差。當月盡解。如其不差。當云何。○師曰。此結為癥瘕。名曰瘧母。急治之。宜鼈甲煎丸。

鼈甲煎丸方

鼈甲十二分炙　烏扇三分燒　黃芩三分

柴胡六分　鼠婦三分熬　乾姜三分

大黃三分　芍藥五分　桂枝三分

葶藶一分熬　石韋三分去毛　厚朴三分

牡丹五分去心　瞿麥二分　紫葳三分

半夏一分　人參一分　䗪蟲五分熬

阿膠三分炙　蜂窠四分炙　赤消十二分

蜣蜋六分熬　桃仁二分

右二十三味。為末。取鍛竈下灰一斗。清酒一斛五斗。浸灰。候酒盡一半。着鱉甲於中。煑令泛爛如膠漆。絞取汁。內諸藥。煎為丸。如梧子大。空心服七丸。日三服。

千金方。用鱉甲十二片。又有海藻三分。大戟一分。䗪蟲五分。無鼠婦赤消二味。以鱉甲煎和諸藥為丸。

師曰。陰氣孤絶。陽氣獨發。則熱而少氣煩寃。手足熱而欲嘔。名曰癉瘧。若但熱不寒者。邪氣內藏於心。外舍分肉之間。令人消鑠脫肉。

溫瘧者。其脉如平。身無寒但熱。骨節疼煩。時嘔。白虎加桂枝湯主之。

白虎加桂枝湯方

知母六兩 甘草二兩炙 石膏一斤

粳米二合 桂三兩去皮

右剉每五錢。水一盞半。煎至八分。去滓。溫服。汗出愈。

瘧多寒者。名曰牡瘧。蜀漆散主之。

蜀漆散方

蜀漆燒去腥 雲母燒二日夜 龍骨等分

右三味。杵為散。未發前。以漿水服半錢。○溫瘧加蜀漆半分。臨發時。服一錢匕。一方雲母作雲實。

附外臺秘要方

牡蠣湯治牡瘧

牡蠣四兩熬　麻黃四兩去節　甘草二兩

蜀漆三兩

右四味。以水八升。先煑蜀漆麻黃去上沫。得六升。内諸藥煑取二升。溫服一升。若吐。則勿更服。

○柴胡去半夏加栝蔞湯治瘧病發渴者。亦治勞瘧。

柴胡八兩　人參三兩　黃芩三兩

甘草三兩　括蔞根四兩　生姜二兩

大棗十二枚

右七味。以水一斗二升。煮取六升。去滓。再煎取三升。溫服一升。日三服。

柴胡姜桂湯。治瘧寒多微有熱。或但寒不熱。服一劑如神。

柴胡半斤　桂枝三兩去皮　乾姜二兩

黃芩三兩　括蔞根四兩　牡蠣三兩熬

甘草二兩炙

右七味。以水一斗二升。煮取六升。去滓。再煎取

三升溫服一升日三服初服微煩復服汗出便愈

中風歷節病脉證并治第五

論一首　脉證三條　方十一首

夫風之為病當半身不遂或但臂不遂者此為痺脉微而數中風使然○寸口脉浮而緊緊則為寒浮則為虛寒虛相摶邪在皮膚浮者血虛絡脉空虛賊邪不瀉或左或右邪氣反緩正氣即急正氣引邪喎僻不遂邪在於絡肌膚不仁邪在於經即重不勝邪入於府即不識人邪入於藏舌即難言

口吐涎。

侯氏黑散。治大風。四肢煩重。心中惡寒不足者。外臺治風癲。

菊花四十分　白朮十分　細辛三分

茯苓三分　牡蠣三分　桔梗八分

防風十分　人參三分　礬石三分

黃芩五分　當歸三分　乾姜三分

芎藭三分　桂枝三分

右十四味。杵為散。酒服方寸匕。日一服。初服二十日。温酒調服。禁一切魚肉大蒜。常宜冷食。自

能助藥力在腹中不下也。熱食即下矣。冷食自
能助藥力。
寸口脉遲而緩。遲則為寒。緩則為虚。榮緩則為亡
血。衛緩則為中風。邪氣中經。則身痒而癮疹。心氣
不足。邪氣入中。則胸滿而短氣。

風引湯除熱癱癇

大黄　乾姜　龍骨各四兩
桂枝三兩　甘草　牡蠣各二兩
寒水石　滑石　赤石脂
白石脂　紫石英　石膏各六兩

右十二味杵麤篩以韋囊盛之取三指撮井花水三升煑三沸温服一升治大人風引少小驚癇瘈瘲日數十發醫所不療除熱方巢脚氣宜風引

防已地黃湯治病如狂狀妄行獨語不休無寒熱其脉浮

防已一錢　桂枝三錢　防風三錢

甘草二錢

右四味以酒一盃浸之一宿絞取汁生地黃二斤㕮咀蒸之如斗米飯久以銅器盛其汁更絞地黃汁和分再服

頭風摩散方

大附子一枚炮　鹽等分

右二味。為散。沐了。以方寸匕。已摩疢上。令藥力行。

寸口脉沉而弱。沉即主骨。弱即主筋。沉即為腎。弱即為肝。汗出入水中。如水傷心。歷節黄汗出。故曰歷節。

趺陽脉浮而滑。滑則穀氣實。浮則汗自出。

少陰脉浮而弱。弱則血不足。浮則為風。風血相摶。即疼痛如掣。盛人脉濇小。短氣。自汗出。歷節疼。不可屈伸。此皆飲酒汗出當風所致。

諸肢節疼痛。身體魁羸。脚腫如脫。頭眩短氣。溫溫欲吐。桂枝芍藥知母湯主之。

桂枝芍藥知母湯方

桂枝四兩 芍藥三兩 甘草二兩

麻黃二兩 生薑五兩 白朮五兩

知母四兩 防風四兩 附子二枚炮

右九味。以水七升。煑取二升。溫服七合。日三服。

味酸則傷筋。筋傷則緩。名曰泄。鹹則傷骨。骨傷則痿。名曰枯。枯泄相搏。名曰斷泄。榮氣不通。衛不獨行。榮衛俱微。三焦無所御。四屬斷絶。身體羸瘦。獨足腫大。黄汗出。脛冷。假令發熱。便為歷節也。

病歷節。不可屈伸。疼痛。烏頭湯主之。

烏頭湯方。治脚氣疼痛。不可屈伸。

麻黄　芍藥　黄芪各三兩

甘草炙　川烏五枚。㕮咀。以蜜二升。煎取一升。即出烏豆

右五味。㕮咀四味。以水三升。煑取一升。去滓。内蜜煎中。更煎之。服七合。不知。盡服之。

礬石湯。治脚氣冲心。

礬石二兩

右一味以漿水一斗五升煎三五沸浸脚良

古今錄驗續命湯治中風痱身體不能自收口不能言冒昧不知痛處或拘急不得轉側姚云與大續命同兼治婦人產後去血者及老人小兒

麻黃　桂枝　當歸

人參　石膏　乾姜

甘草各三兩　芎藭　杏仁四十枚

右九味以水一斗煑取四升溫服一升當小汗薄覆脊憑几坐汗出則愈不汗更服無所禁勿當風并治但伏不得臥欬逆上氣面目浮腫

千金三黃湯。治中風手足拘急。百節疼痛煩熱心亂惡寒。經日不欲飲食。

麻黃五分　獨活四分　細辛二分

黃芪二分　黃芩三分

右五味。以水六升煮取二升。分溫三服。一服小汗。二服大汗。心熱。加大黃二分。腹滿。加枳實一枚。氣逆。加人參三分。悸。加牡蠣三分。渴。加栝蔞根三分。先有寒。加附子一枚。

近效方朮附湯。治風虛頭重眩。苦極。不知食味。煖肌補中。益精氣。

白朮二兩 甘草一兩炙 附子一枚半炮去皮

右三味。剉。每五錢匕。姜五片。棗一枚。水盞半。煎七分。去滓。溫服。

崔氏八味丸。治脚氣上入少腹不仁。

乾地黄八兩 山茱萸 薯蕷各四兩

澤瀉 茯苓 牡丹皮各三兩

桂枝 附子炮各一兩

右八味。末之。煉蜜和丸梧子大。酒下十五丸。日再服。

千金方越婢加朮湯。治肉極熱。則身體津脫。腠理

開汗大泄厲風氣下焦脚弱

麻黄六兩 石膏半斤 生姜三兩

甘草二兩 白术四兩 大棗十五枚

右六味以水六升先煮麻黄去沫內諸藥煮取三升分溫三服惡風加附子一枚炮

血痺虛勞病脉證并治第六

論一首 脉證九條 方九首

問曰血痺病從何得之○師曰夫尊榮人骨弱肌膚盛重困疲勞汗出臥不時動搖加被微風遂得之但以脉自微濇在寸口關上小緊宜鍼引陽氣

令脈和。緊去則愈。

血痹陰陽俱微。寸口關上微。尺中小緊。外證身體不仁。如風痹狀。黃耆桂枝五物湯主之。

黃耆桂枝五物湯方

黃耆三兩　芍藥三兩　桂枝三兩

生姜六兩　大棗十二枚

右五味。以水六升。煑取二升。溫服七合。日三服。一方有人參。

夫男子平人脈大為勞。極虛亦為勞。○男子面色薄者。主渴及亡血。卒喘悸。脈浮者。裏虛也。○男子脉虛沉弦。無寒熱。短氣裏急。小便不利。面色白。時目瞑兼衄。少腹滿。此為勞使之然。○勞之為病。其脉浮大。手足煩。春夏劇。秋冬瘥。陰寒精自出。酸削不能行。○男子脉浮弱而濇。為無子。精氣清冷。（一作冷。）○夫失精家。少腹弦急。陰頭寒。目眩（一作目眶痛）。髮落。脉極虛芤遲。為清穀亡血失精。脉得諸芤動微緊。男子失精。女子夢交。桂枝龍骨牡蠣湯主之。

桂枝加龍骨牡蠣湯方（小品云。虛弱浮熱汗出者。除桂。加白薇附子。各三分。故曰二加龍骨湯。）

桂枝　芍藥　生姜（各三兩）

甘草二兩　大棗十二枚　龍骨

牡蠣

右七味。以水七升。煮取三升。分温三服。

天雄散方

天雄三兩炮　白术八兩　桂枝六兩

龍骨三兩

右四味。杵為散。酒服半錢匕。日三服。不知。稍增之。

男子平人。脉虛弱細微者。善盜汗也。◎人年五六十。其病脉大者。痺俠背行。苦腸鳴。馬刀俠癭者。皆為勞得之。脉沈小遲名脫氣其人疾行則喘喝。手足逆寒腹滿甚則溏泄食不消化也。脉弦而大弦則為減大則為芤減則為寒芤則為虛虛寒相搏此名為革婦人則半產漏下男子則亡血失精。

虛勞裏急悸衄腹中痛夢失精四肢酸疼手足煩熱咽乾口燥小建中湯主之。

小建中湯方

桂枝三兩去皮　甘草三兩炙　大棗十二枚

芍藥六兩　生姜二兩　膠飴一升

右六味以水七升煑取三升去滓內膠飴更上微火消解温服一升日三服。嘔家不可用建中湯以甜故也。

千金療男女因積冷氣滯或大病後不復常若四肢沉重骨肉痠疼吸吸少氣行動喘乏胷滿氣急腰背强痛心中虛悸咽乾唇燥面體少色或飲食無味脇肋腹脹頭重不舉多卧少起甚者積年輕者百日漸致瘦弱五藏氣竭則難可復常六脉俱不足虛寒乏氣少腹拘急羸瘠百病名曰黄耆建中湯又有人參二兩。

虛勞裏急諸不足黄耆建中湯主之。於小建中湯內加黄耆一兩半餘依上法。○氣短胷滿者加生姜腹滿者去棗加茯苓一兩半及療肺虛損不足補氣加半夏三兩。

虛勞腰痛少腹拘急小便不利者八味腎氣丸主

之方見脚氣中。

虛勞諸不足。風氣百疾。薯蕷丸主之。

薯蕷丸方

薯蕷三十分　當歸　桂枝

乾地黃　麴　豆黃卷各十分

甘草二十八分　芎藭　麥門冬

芍藥　白朮　杏仁各六分

人參七分　柴胡　桔梗

茯苓各五分　阿膠七分　乾姜三分

白斂二分　防風六分　大棗百枚為膏

右二十一味。末之。煉蜜和丸。如彈子大。空腹酒服一丸。一百丸為劑。

虛勞虛煩。不得眠。酸棗湯主之。

酸棗湯方

酸棗仁二升 甘草一兩 知母二兩

茯苓二兩 芎藭二兩 ○深師有生姜二兩

右五味。以水八升。煮酸棗仁。得六升。內諸藥。煮取三升。分溫三服。

五勞虛極羸瘦。腹滿不能飲食。食傷。憂傷。飲傷。房室傷。飢傷。勞傷。經絡榮衛氣傷。內有乾血。肌膚甲錯。兩目黯黑。緩中補虛。大黃䗪蟲丸主之。

大黃䗪蟲丸方

大黃十分（蒸）　黃芩二兩　甘草三兩

桃仁一升　杏仁一升　芍藥四兩

乾地黃十兩　乾漆一兩　虻蟲一升

水蛭百枚　蠐螬一升　䗪蟲半升

右十二味。末之。煉蜜和丸小豆大。酒飲服五丸。日三服。

附方

千金翼炙甘草湯。（一云復脉湯）治虛勞不足。汗出而悶。

脉結悸。行動如常。不出百日。危急者。十一日死。

甘草（四兩炙） 桂枝 生姜（各三兩）

麥門冬（半升） 麻仁（半升） 人參

阿膠（各二兩） 大棗（三十枚） 生地黄（一斤）

右九味。以酒七升。水八升。先煑八味。取三升。去滓。内膠消盡。温服一升。日三服。

肘後獺肝散。治冷勞。又主鬼疰。一門相染。

獺肝一具。炙乾末之。水服方寸匕。日三服。

肺痿肺癰欬嗽上氣病脉證治第七

論三首 脉證四條 方十六首

問曰。熱在上焦者。因欬為肺痿。肺痿之病。何從得之。○師曰。或從汗出。或從嘔吐。或從消渴。小便利數。或從便難。又被快藥下利。重亡津液。故得之。曰。寸口脉數。其人欬。口中反有濁唾涎沫者何。師曰。為肺痿之病。若口中辟辟燥。欬即胸中隱隱痛。脉反滑數。此為肺癰。欬唾膿血。脉數虛者為肺痿。數實者為肺癰。○問曰。病欬逆。脉之何以知此為肺癰。當有膿血。吐之則死。其脉何類。○師曰。寸口脉微而數。微則為風。數則為熱。微則汗出。數則惡寒。風中於衛。呼氣不入。熱過於榮。吸而不出。風傷皮毛熱傷血肺風含於肺其人則欬口乾喘滿咽燥不渴時唾濁沫時時振寒熱之所過血為之凝滯畜結癰膿吐如米粥始萌可救膿成則死〇上氣面浮腫肩息其脉浮大不治又加利尤甚〇上氣喘而躁者屬肺脹欲作風水發汗則愈

肺痿吐涎沫而不咳者其人不渴必遺尿小便數所以然者以上虛不能制下故也此為肺中冷必眩多涎唾甘草乾姜湯以溫之若服湯已渴者屬消渴

甘草乾姜湯方

甘草四兩炙　乾姜二兩炮

右㕮咀。以水三升。煑取一升五合。去滓。分温再服。

欬而上氣。喉中水雞聲。射干麻黄湯主之。

射干麻黄湯方

射干十三枚一云三兩　麻黄四兩　生姜四兩

細辛三兩　紫菀三兩　欵冬花三兩

五味子半升　大棗七枚　半夏大者八枚洗一法半升

右九味。以水一斗二升。先煑麻黄兩沸。去上沫。内諸藥。煑取三升。分温三服。

欬逆上氣。時時吐濁。但坐不得眠。皂莢丸主之。

皂莢丸方

皂莢八兩刮去皮用酥炙

右一味。末之。蜜丸梧子大。以棗膏和湯服三丸。日三夜一服。

欬而脉浮者。厚朴麻黃湯主之。

厚朴麻黃湯方

厚朴五兩　麻黃四兩　石膏如雞子大

杏仁半升　半夏半升　乾姜二兩

細辛二兩　小麥一升　五味子半升

右九味，以水一斗二升，先煮小麥熟，去滓，內諸藥，煮取三升，温服一升，日三服。

脉沈者，澤漆湯主之。

澤漆湯方

半夏半升　紫參五兩，一作紫菀　澤漆三斤，以東流水五斗，煮取一斗五升　生姜五兩　白前五兩

甘草　黄芩　人參

桂枝各三兩

右九味，㕮咀，內澤漆汁中，煮取五升，温服五合，至夜盡。

大逆上氣。咽喉不利。止逆下氣者。麥門冬湯主之。

麥門冬湯方

麥門冬七升　半夏一升　人參三兩

甘草二兩　粳米三合　大棗十二枚

右六味。以水一斗二升。煮取六升。溫服一升。日三夜一服。

肺癰喘不得臥。葶藶大棗瀉肺湯主之。

葶藶大棗瀉肺湯方

葶藶熬令黃色擣丸如彈丸大　大棗十二枚

右先以水三升。煮棗取二升。去棗。內葶藶。煮取一升。頓服。

欬而胸滿振寒。脉數咽乾。不渴。時出濁唾腥臭。久久吐膿如米粥者。為肺癰。桔梗湯主之。

桔梗湯方 亦治血痺

桔梗一兩 甘草二兩

右二味。以水三升。煮取一升。分溫再服。則吐膿血也。

欬而上氣。此為肺脹。其人喘。目如脫狀。脉浮大者。越婢加半夏湯主之。

越婢加半夏湯方

麻黄六兩 石膏半斤 生姜三兩

大棗十五枚 甘草二兩 半夏半升

右六味。以水六升。先煮麻黄。去上沫。内諸藥。煮取三升。分温三服。

肺脹欬而上氣。煩燥而喘。脉浮者。心下有水。小青龍加石膏湯主之。

小青龍加石膏湯方 千金證治同。外更加脅下痛引缺盆。

麻黄 芍藥 桂枝

細辛 甘草 乾姜各三兩

五味子 半夏各半升 石膏二兩

右九味。以水一斗。先煑麻黄。去沫。内諸藥。煑取三升。强人服一升。羸者減之。日三服。小兒服四合。

附方

外臺炙甘草湯。治肺痿涎唾多。心中溫溫液液者。方見虛勞

千金甘草湯

甘草

右一味。以水三升。煑減半。分溫三服。

千金生姜甘草湯。治肺痿欬唾涎沫不止。咽燥而

渴。

生姜五兩　人參三兩　甘草四兩

大棗十五枚

右四味。以水七升。煑取三升。分温三服。

千金桂枝去芍藥加皂莢湯。治肺痿吐涎沫。

桂枝三兩　生姜三兩　甘草二兩

大棗十枚　皂莢二枚去皮子炙焦

右五味。以水七升。微微火煑取三升。分温三服。

外臺桔梗白散。治欬而胸滿。振寒。脉數。咽乾不渴。時出濁唾腥臭。久久吐膿如米粥者。為肺癰。

桔梗　貝母各三分　巴豆一分去皮熬研如脂

右三味，為散，強人飲服半錢匕，羸者減之。病在膈上者吐膿血，膈下者瀉出，若下多不止，飲冷水一杯則定。

千金葦莖湯，治欬有微熱，煩滿，胸中甲錯，是為肺癰。

葦莖二升　薏苡仁半升　桃仁五十枚

瓜瓣半升

右四味，以水一斗，先煮葦莖得五升，去滓，內諸藥，煮取二升，服一升，再服，當吐如膿。

肺癰。胸滿脹。一身面目浮腫。鼻塞清涕出。不聞香臭酸辛。欬逆上氣。喘鳴迫塞。葶藶大棗瀉肺湯主之。方見上。三日一劑。可至三四劑。此先服小青龍湯一劑。乃進。小青龍方。見欬嗽門中。

奔㹠氣病脉證治第八

論二首　方三首

師曰。病有奔豚。有吐膿。有驚怖。有火邪。此四部病。皆從驚發得之。○師曰。奔豚病。從少腹起。上衝咽喉。發作欲死。復還止。皆從驚恐得之。

奔豚氣上衝胸。腹痛。往来寒熱。奔豚湯主之。

奔豚湯方

甘草　芎藭　當歸各二兩

半夏四兩　黄芩二兩　生葛五兩

芍藥二兩　生姜四兩　甘李根白皮一升

右九味。以水二斗。煑取五升。温服一升。日三夜一服。

發汗後。燒針令其汗。針處被寒。核起而赤者。必發賁豚。氣從小腹上至心。灸其核上各一壯。與桂枝加桂湯主之。

桂枝加桂湯方

桂枝五兩　芍藥三兩　甘草二兩炙

生姜三兩　大棗十二枚

右五味。以水七升。微火煑取三升。去滓。溫服一升。

發汗後。臍下悸者。欲作賁豚。茯苓桂枝甘草大棗湯主之。

茯苓桂枝甘草大棗湯方

茯苓半斤　甘草二兩炙　大棗十五枚

桂枝四兩

右四味。以甘爛水一斗。先煑茯苓。減二升。內諸藥。煑取三升。去滓。溫服一升。日三服。甘爛水法取水二斗。

置大盆內。以杓揚之水上有
珠子五六千顆相逐取用之。

胸痹心痛短氣病脉證治第九

論一首　證一首　方十首

師曰。夫脉當取太過不及。陽微陰弦。即胸痹而痛。所以然者。責其極虛也。今陽虛知在上焦。所以胸痹心痛者。以其陰弦故也。○平人無寒熱。短氣不足以息者。實也。

胸痹之病。喘息欬唾。胸背痛。短氣。寸口脉沈而遲。關上小緊數。栝蔞薤白白酒湯主之。

栝蔞薤白白酒湯方

栝蔞實一枚搗　薤白半升　白酒七升

右三味。同煑取二升。分温再服。

胸痺不得臥。心痛徹背者。栝蔞薤白半夏湯主之。

栝蔞薤白半夏湯方

栝蔞實一枚　薤白三兩　半夏半升

白酒一斗

右四味。同煑取四升。温服一升。日三服。

胸痺。心中痞留氣結在胸。胸滿脇下逆搶心。枳實薤白桂枝湯主之。人參湯亦主之。

枳實薤白桂枝湯方

枳實四枚　厚朴四兩　薤白半斤

桂枝一兩　栝蔞一枚搗

右五味。以水五升。先煮枳實厚朴。取二升。去滓。内諸藥。煮數沸。分溫三服。

人參湯方

人參　甘草　乾姜

白朮各三兩

右四味。以水八升。煮取三升。溫服一升。日三服。

胸痺。胸中氣塞。短氣。茯苓杏仁甘草湯主之。橘枳姜湯亦主之。

茯苓杏仁甘草湯方

茯苓三兩　杏仁五十箇　甘草一兩

右三味。以水一斗。煑取五升。溫服一升。日三服。不差。更服。

橘枳姜湯方

橘皮一斤　枳實三兩　生姜半斤

右三味。以水五升。煑取二升。分溫再服。肘後千金云。治胷痺。胷中愊愊如滿。噎塞習習如癢。喉中澁。唾燥沫。

胸痺緩急者。薏苡附子散主之。

薏苡附子散方

薏苡仁十五兩　大附子十枚炮

右二味，杵為散，服方寸匕，日三服。

心中痞，諸逆心懸痛，桂枝生姜枳實湯主之。

桂枝枳實湯方

桂枝三兩　生姜三兩　枳實五枚

右三味，以水六升，煮取三升，分溫三服。

心痛徹背，背痛徹心，烏頭赤石脂丸主之。

赤石脂丸方

蜀椒一兩一法二分　烏頭一分炮　附子半兩炮一法一分

乾姜一兩一法一分　赤石脂一兩一法二分

右五味末之。蜜丸如桐子大。先食服一丸。日三服。不知。稍加服。

九痛丸治九種心痛

附子三兩炮　生狼牙一兩炙香　巴豆一兩去皮心熬研如脂

人參　乾姜　吳茱萸各一兩

右六味末之。煉蜜丸如桐子大。酒下。強人初服三丸。日三服。弱者二丸。○兼治卒中惡腹脹痛。口不能言。又治連年積冷。流注心胸痛。并冷腫上氣。落馬墜車血疾等。皆主之。忌口如常法。

腹滿寒疝宿食病脉證第十

論一首　脉證十六條　方十四首

趺陽脉微弦。法當腹滿。不滿者。必便難。兩胠疼痛。此虛寒從下上也。以溫藥服之。○病者腹滿。按之不痛為虛。痛者為實。可下之。舌黃未下者。下之黃自去。○腹滿時減。復如故。此為寒。當與溫藥。○病者痿黃。躁而不渴。胸中寒實。而利不止者死。○寸口脉弦者。即脇下拘急而痛。其人嗇嗇惡寒也。○夫中寒家喜欠。其人清涕出。發熱色和者。善嚏。○中寒。其人下利。以裏虛也。欲嚏不能。此人肚中寒。一云痛。○夫瘦人繞臍痛。必有風冷。穀氣不行。而反

下之其氣必衝不衝者心下則痞也

病腹滿發熱十日脉浮而數飲食如故厚朴七物湯主之

厚朴七物湯方

厚朴半斤　甘草三兩　大黃三兩

大棗十枚　枳實五枚　桂枝二兩

生姜五兩

右七味以水一斗煑取四升溫服八合日三服○嘔者加半夏五合○下利去大黃○寒多者加生姜至半斤

腹中寒氣。雷鳴切痛。胸脇逆滿。嘔吐。附子粳米湯主之。

附子粳米湯方

附子一枚炮　半夏半升　甘草一兩

大棗十枚　粳米半升

右五味。以水八升。煮米熟湯成。去滓。溫服一升。日三服。

痛而閉者。厚朴三物湯主之。

厚朴三物湯方

厚朴八兩　大黄四兩　枳實五枚

右三味。以水一斗二升。先煮二味。取五升。内大黄煮。取三升。温服一升。以利為度。

按之心下滿痛者。此為實也。當下之。宜大柴胡湯。

大柴胡湯方

柴胡半斤　黄芩三兩　芍藥三兩

半夏半升洗　枳實四枚炙　大黄二兩

大棗十二枚　生姜五兩

右八味。以水一斗二升。煮取六升。去滓。再煎。温服一升。日三服。

腹滿不減。減不足言。當須下之。宜大承氣湯。

大承氣湯方

大黃四兩酒洗　厚朴半斤去皮炙　枳實五枚炙

芒硝三合

右四味，以水一斗，先煮二物，取五升，去滓，內大黃，煮取二升，內芒硝，更上火微一二沸，分溫再服，得下，餘勿服。

心胸中大寒痛，嘔不能飲食，腹中寒，上衝皮起，出見有頭足，上下痛而不可觸近，大建中湯主之。

大建中湯方

蜀椒二合去汗　乾姜四兩　人參二兩

右三味。以水四升。煑取二升。去滓。内膠飴一升。微火煎取一升半。分温再服。如一炊頃。可飲粥二升。後更服。當一日食糜。温覆之。

脇下偏痛。發熱。其脉緊弦。此寒也。以温藥下之。宜大黄附子湯。

大黄附子湯方

大黄三兩　附子三枚炮　細辛二兩

右三味。以水五升。煑取二升。分温三服。若强人煑取二升半。分温三服。服後如人行四五里。進一服。

寒氣厥逆。赤丸主之。

赤丸方

茯苓四兩　烏頭二兩炮　半夏四兩洗一方用桂

細辛一兩千金作人參

右四味。末之。內真朱為色。煉蜜丸如麻子大。先食酒飲下三丸。日再夜一服。不知。稍增之。以知為度。

腹痛。脉弦而緊。弦則衛氣不行。即惡寒。緊則不欲食。邪正相搏。即為寒疝。遶臍痛。若發則白汗出。手足厥冷。其脉沈弦者。大烏頭煎主之。

烏頭煎方

烏頭大者五枚熬去皮不㕮咀

右以水三升。煑取一升。去滓。内蜜二升。煎令水氣盡。取二升。强人服七合。弱人服五合。不差。明日更服。不可日再服。

寒疝。腹中痛。及脇痛。裏急者。當歸生姜羊肉湯主之。

當歸生姜羊肉湯方

當歸三兩　生姜五兩　羊肉一斤

右三味。以水八升。煑取三升。温服七合。日三服。

若寒多者。加生姜成一斤。痛多而嘔者。加橘皮二兩。白朮一兩。加生姜者。亦加水五升。煑取三升二合。服之。

寒疝腹中痛。逆冷。手足不仁。若身疼痛。灸刺諸藥不能治。抵當烏頭桂枝湯主之。

烏頭桂枝湯方

烏頭

右一味。以蜜二斤。煎減半。去滓。以桂枝湯五合解之。得一升後。初服二合。不知。即服三合。又不知。復加至五合。其知者。如醉狀。得吐者。為中病。

桂枝湯方

桂枝三兩去皮　芍藥三兩　甘草二兩炙

生姜三兩　大棗十二枚

右五味剉。以水七升。微火煑取三升。去滓。

其脉數。而緊。乃弦。狀如弓弦。按之不移。脉數弦者。當下其寒。脉緊大而遲者。必心下堅。脉大而緊者。陽中有陰。可下之。

附方

外臺烏頭湯。治寒疝。腹中絞痛。賊風入攻五臟。拘急。不得轉側。發作有時。使人陰縮。手足厥逆。方見

上

外臺柴胡桂枝湯方。治心腹卒中痛者。

柴胡四兩　黃芩　人參

芍藥　桂枝　生姜各一兩半

甘草一兩　半夏二合半　大棗六枚

右九味。以水六升。煮取三升。溫服一升。日三服。

外臺走馬湯。治中惡心痛腹脹。大便不通。

杏仁二枚　巴豆二枚去皮心熬

右二味。以綿纏。搥令碎。熱湯二合。捻取白汁飲之。當下。老小量之。通治飛尸鬼擊病。

問曰。人病有宿食。何以別之。○師曰。寸口脉浮而大。按之反濇。尺中亦微而濇。故知有宿食。大承氣湯主之。○脉數而滑者。實也。此有宿食。下之愈。宜大承氣湯。○下利不飲食者。有宿食也。當下之。宜大承氣湯。

大承氣湯方 見前痓病中

宿食在上脘。當吐之。宜瓜蒂散。

瓜蒂散方

瓜蒂一分熬黃　赤小豆一分煑

右二味。杵為散。以香豉七合。煑取汁。和散一錢七。溫服之。不吐者。少加之。以快吐為度而止。亡血及虛者。不可與之。

脉緊如轉索無常者。有宿食也。○脉緊。頭痛風寒腹中有宿食不化也。一云寸口脉緊。

音釋

槃音穀即穀也　几音殊　齘音介戞也

金匱要畧方論卷中　仲景全書二十五

漢　長沙守　張　機仲景述

晉　太醫令　王叔和　集

宋　尚書司封郎中充秘閣校理臣林億詮次

明　虞山人　趙開美　校刻

五臟風寒積聚病脉證并治第十一

論二首　脉證十七條　方二首

肺中風者。口燥而喘。身運而重。冒而腫脹。○肺中寒。吐濁涕。○肺死藏。浮之虛。桉之弱如蔥葉。下無根者死。

肝中風者。頭目瞤。兩脇痛。行常傴。令人嗜甘。○肝中寒者。兩臂不舉。舌本燥。喜太息。胸中痛。不得轉側。食則吐而汗出也。脉經千金云。時盜汗。欬。食已吐其汁。○肝死藏。浮之弱。按之如索不來。或曲如蛇行者。死。○肝着。其人常欲蹈其胸上。先未苦時。但欲飲熱。旋覆花湯主之。臣億等校諸本旋復花湯方。皆同。

心中風者。翕翕發熱。不能起。心中飢。食即嘔吐。○心中寒者。其人苦病心如噉蒜狀。劇者心痛徹背。背痛徹心。譬如蠱注。其脉浮者。自吐乃愈。○心傷者。其人勞倦。即頭面赤而下重。心中痛而自煩發熱。當臍跳。其脉弦。此為心藏傷所致也。○心死藏。浮之實。如麻豆。按之益躁疾者死。○邪哭使魂魄不安者。血氣少也。血氣少者屬於心。心氣虗者。其人則畏。合目欲眠。夢遠行而精神離散。魂魄妄行。陰氣衰者為癲。陽氣衰者為狂。

脾中風者。翕翕發熱。形如醉人。腹中煩重。皮目瞤瞤而短氣。○脾死藏。浮之大堅。按之如覆盃。潔潔狀如搖者死。臣億等詳五藏各有中風中寒。今脾只載中風。腎中風中寒俱不載者。以古文簡亂極多。去古既遠。無文可以補綴也。

趺陽脉浮而濇。浮則胃氣強。濇則小便數。浮濇相

摶大便則堅其脾為約麻子人丸主之

麻子人丸方

麻子人二升 芍藥半斤 枳實一斤

大黃一斤 厚朴一尺 杏仁一升

右六味末之煉蜜和丸梧子大飲服十丸日三

以知為度

腎著之病其人身體重腰中冷如坐水中形如水狀反不渴小便自利飲食如故病屬下焦身勞汗出衣一作表裏冷濕久久得之腰以下冷痛腹重如帶五千錢甘姜苓朮湯主之

甘草乾薑茯苓白朮湯方

甘草二兩　白朮二兩　乾薑四兩

茯苓四兩

右四味。以水五升。煑取三升。分溫三服。腰中即溫。

腎死藏。浮之堅。按之亂如轉丸。益下入尺中者死。

問曰。三焦竭部。上焦竭。善噫。何謂也。〇師曰。上焦受中焦氣未和。不能消穀。故能噫耳。下焦竭。即遺溺失便。其氣不和。不能自禁制。不須治。久則愈。〇師曰。熱在上焦者。因欬為肺痿。熱在中焦者。則為

堅熱在下焦者則尿血亦令淋秘不通大腸有寒者多鶩溏有熱者便腸垢小腸有寒者其人下重便血有熱者必痔

問曰病有積有聚有槃氣何謂也○師曰積者藏病也終不移聚者府病也發作有時展轉痛移為可治槃氣者脇下痛按之則愈復發為槃氣諸積大法脉来細而附骨者乃積也寸口積在胸中微出寸口積在喉中關上積在臍傍上關上積在心下微下關積在少腹尺中積在氣衝脉出左積在左脉在右積在右脉兩出積在中央各以其部處

之。

痰飲欬嗽病脉證并治第十二

論一首　脉證二十一條　方十八首

問曰。夫飲有四。何謂也。○師曰。有痰飲。有懸飲。有溢飲。有支飲。○問曰。四飲何以為異。○師曰。其人素盛。今瘦。水走腸間。瀝瀝有聲。謂之痰飲。飲後水流在脇下。欬唾引痛。謂之懸飲。飲水流行。歸於四肢。當汗出而不汗出。身體疼重。謂之溢飲。欬逆倚息。短氣不得臥。其形如腫。謂之支飲。○水在心。心下堅築。短氣。惡水不欲飲。○水在肺。吐涎沫。欲飲水。○水在脾。少氣身重。○水在肝。脇下支滿。嚏而痛。○水在腎。心下悸。○夫心下有留飲。其人背寒冷如手大。○留飲者。脇下痛引缺盆。欬嗽則輙已。一作轉甚○胸中有留飲。其人短氣而渴。四肢歷節痛。脉沈者。有留飲。○膈上病痰。滿喘欬吐。發則寒熱。背痛腰疼。目泣自出。其人振振身瞤劇。必有伏飲。○夫病人飲水多。必暴喘滿。凡食少飲多。水停心下。甚者則悸。微者短氣。脉雙弦者。寒也。皆大下後善虛。脉偏弦者。飲也。○肺飲不弦。但苦喘短氣。○支飲亦喘而不能臥。加短氣。其脉平也。○病痰飲者。當以温藥和之。

心下有痰飲。胸脇支滿。目眩。苓桂术甘湯主之。

茯桂术甘湯方

茯苓四兩　桂枝三兩　白术三兩

甘草二兩

右四味。以水六升。煑取三升。分温三服。小便則利。

夫短氣有微飲。當從小便去之。苓桂术甘湯主之。方見上

腎氣丸亦主之。方見脚氣中

病者脉伏。其人欲自利。利反快。雖利。心下續堅滿。

此為留飲欲去故也。甘遂半夏湯主之。

甘遂半夏湯方

甘遂 大者三枚 半夏 十二枚以水一升煑取半升去滓

芍藥 五枚 甘草 如指大一枚炙一本作無

右四味。以水二升。煑取半升。去滓。以蜜半升。和藥汁煎。取八合。頓服之。

脉浮而細滑。傷飲。○脉弦數。有寒飲。冬夏難治。○脉沈而弦者。懸飲內痛。○病懸飲者。十棗湯主之。

十棗湯方

芫花 熬 甘遂 大戟 各等分

右三味擣篩以水一升五合先煮肥大棗十枚取九合去滓内藥末强人服一錢七羸人服半錢平旦温服之不下者明日更加半錢得快下後糜粥自養

病溢飲者當發其汗大青龍湯主之○小青龍湯亦主之

大青龍湯方

麻黄六兩去節　桂枝二兩去皮　甘草二兩炙

杏仁四十箇去皮尖　生姜三兩切　大棗十二枚

石膏如雞子大碎

右七味以水九升先煮麻黃減二升去上沫內諸藥煮取三升去滓溫服一升取微似汗汗多者溫粉粉之

小青龍湯方

麻黃三兩去節　芍藥三兩　五味子半升

乾姜三兩　甘草三兩炙　細辛三兩

桂枝三兩去皮　半夏半升洗

右八味以水一斗先煮麻黃減二升去上沫內諸藥煮取三升去滓溫服一升

膈間支飲其人喘滿心下痞堅面色黧黑其脉沈

緊得之數十日。醫吐下之不愈。木防已湯主之。虛者即愈。實者三日復發。復與不愈者。宜木防已湯去石膏。加茯苓芒硝湯主之。

木防已湯方

木防已三兩　石膏十二枚雞子大　桂枝二兩

人參四兩

右四味。以水六升。煑取二升。分溫再服。

木防已加茯苓芒硝湯方

木防已二兩　桂枝二兩　人參四兩

芒硝三合　茯苓四兩

右五味。以水六升。煑取二升。去滓。內芒硝。再微
煎。分溫再服。微利則愈。

心下有支飲。其人苦冒眩。澤瀉湯主之。

澤瀉湯方

澤瀉五兩　白术二兩

右二味。以水二升。煑取一升。分溫再服。

支飲胸滿者。厚朴大黃湯主之。

厚朴大黃湯方

厚朴一尺　大黃六兩　枳實四枚

右三味。以水五升。煑取二升。分溫再服。

支飲不得息。亭歷大棗瀉肺湯主之。方見肺癰中。

嘔家本渴。渴者為欲解。今反不渴。心下有支飲故也。小半夏湯主之。千金云小半夏加茯苓湯。

小半夏湯方

半夏一升　生姜半斤

右二味。以水七升。煑取一升半。分溫再服。

腹滿。口舌乾燥。此腸間有水氣。巳椒歷黄丸主之。

巳椒歷黄丸方

防巳　椒目　亭歷熬　大黄各一兩

右四味。末之。蜜丸如梧子大。先食飲服一丸。日三服。稍增。口中有津液。渴者。加芒硝半兩。

卒嘔吐。心下痞。膈間有水。眩悸者。半夏加茯苓湯主之。

小半夏加茯苓湯方

半夏一升　生姜半斤　茯苓三兩一法四兩

右三味。以水七升。煮取一升五合。分溫再服。

假令瘦人臍下有悸。吐涎沫而癲眩。此水也。五苓散主之。

五苓散方

澤瀉一兩一分　猪苓三分去皮　茯苓三分

白朮三分 桂二分去皮

右五味。為末。白飲服方寸七。日三服。多飲煖水。汗出愈。

附方

外臺茯苓飲。治心胷中有停痰宿水。自吐出水後。心胸間虛氣滿不能食。消痰氣。令能食。

茯苓 人參 白朮各三兩

枳實二兩 橘皮二兩半 生姜四兩

右六味。水六升。煑取一升八合。分溫三服。如人行八九里進之。

欬家其脉弦。為有水。十棗湯主之。方見上

夫有支飲家。欬煩胸中痛者。不卒死。至一百日一歲。宜十棗湯。方見上

久欬數歲。其脉弱者可治。實大數者死。其脉虛者必苦冒。其人本有支飲在胸中故也。治屬飲家。

欬逆倚息不得臥。小青龍湯主之。方見上文肺癰中。

青龍湯下已。多唾口燥。寸脉沉。尺脉微。手足厥逆。氣從小腹上衝胸咽。手足痹。其面翕熱如醉狀。因復下流陰股。小便難。時復冒者。與茯苓桂枝五味甘草湯。治其氣衝。

桂苓五味甘草湯方

茯苓四兩　桂枝四兩去皮　甘草三兩炙

五味子半升

右四味。以水八升。煮取三升。去滓。分三。温服。

衝氣即低。而反更欬胸滿者。用桂苓五味甘草湯。

去桂加乾姜細辛。以治其欬滿。

苓甘五味姜辛湯

茯苓四兩　甘草三兩　乾姜三兩

細辛三兩　五味半升

右五味。以水八升。煮取三升。去滓。温服半升。日三。

欬滿即止。而更復渴。衝氣復發者。以細辛乾姜為熱藥也。服之當遂渴。而渴反止者。為支飲也。支飲者。法當冒。冒者必嘔。嘔者復內半夏以去其水。

茯苓五味甘草去桂加姜辛夏湯方

茯苓四兩　甘草二兩　細辛二兩

乾姜二兩　五味子　半夏各半升

右六味。以水八升。煑取三升。去滓。溫服半升。日三。

水去嘔止。其人形腫者。加杏仁主之。其證應內麻黄，以其人遂痹。故不内之。若逆而内之者。必厥。所以然者。以其人血虚。麻黄發其陽故也。

茯苓甘草五味姜辛湯方

茯苓四兩　甘草三兩　五味半升

乾姜三兩　細辛三兩　半夏半升

杏仁半升去皮尖

右七味。以水一斗。煮取三升。去滓。温服半升。日三。

若面熱如醉。此為胃熱上衝。熏其面。加大黄以利之。

茯甘姜味辛夏仁黃湯方

茯苓四兩　甘草三兩　五味半升

乾姜三兩　細辛三兩　半夏半升

杏仁半升　大黃三兩

右八味。以水一斗。煑取三升。去滓。溫服半升。日三。

先渴後嘔。爲水停心下。此屬飲家。小半夏茯苓湯主之。方見上

消渴小便利淋病脉證并治第十三

脉證九條　方六首

厥陰之為病。消渴。氣上衝心。心中疼熱。飢而不欲食。食即吐。下之不肯止。○寸口脉浮而遲。浮即為虛。遲即為勞。虛則衛氣不足。勞則榮氣竭。趺陽脉浮而數。浮即為氣。數即為消穀而大堅。一作緊。氣盛則溲數。溲數即堅。堅數相搏。即為消渴。

男子消渴。小便反多。以飲一斗。小便一斗。腎氣丸主之。方見脚氣中

脉浮。小便不利。微熱消渴者。宜利小便發汗。五苓散主之。方見上

渴欲飲水。水入則吐者。名曰水逆。五苓散主之。方見

上

渴欲飲水。不止者。文蛤散主之。

文蛤散方

文蛤 五兩

右一味。杵為散。以沸湯五合。和服方寸匕。

淋之為病。小便如粟狀。小腹弦急痛引臍中。○趺陽脉數。胃中有熱。即消穀引食。大便必堅。小便即數。○淋家不可發汗。發汗則必便血。

小便不利者。有水氣。其人若渴。用括蔞瞿麥丸主之。

括蔞瞿麥丸方

括蔞根二兩　茯苓三兩　薯蕷三兩

附子一枚炮　瞿麥一兩

右五味，末之，煉蜜丸梧子大，飲服三丸，日三服。不知，增至七八丸，以小便利，腹中溫為知。

小便不利，蒲灰散主之，滑石白魚散、茯苓戎鹽湯並主之。

蒲灰散方

蒲灰七分　滑石三分

右二味，杵為散，飲服方寸匕，日三服。

滑石白魚散方

滑石二分 亂髮燒二分 白魚二分

右三味。杵為散。飲服方寸匕。日三服。

茯苓戎鹽湯方

茯苓半斤 白朮二兩 戎鹽彈丸大一枚

右三味。

渴欲飲水。口乾舌燥者。白虎加人參湯主之。方見中暍中。

脉浮。發熱。渴欲飲水。小便不利者。猪苓湯主之。

猪苓湯方

猪苓去皮　茯苓　阿膠

滑石　澤瀉各一兩

右五味。以水四升。先煮四味。取二升。去滓。內膠烊消。温服七合。日三服。

水氣病脉證并治第十四

論七首　脉證五條　方八首

師曰。病有風水。有皮水。有正水。有石水。有黃汗。風水。其脉自浮。外證。骨節疼痛。惡風。皮水。其脉亦浮。外證。胕腫。按之沒指。不惡風。其腹如鼓。不渴。當發其汗。正水。其脉沈遲。外證。自喘。石水。其脉自沈。外證。腹滿不喘。黃汗。其脉沈遲。身發熱。胸滿。四肢頭面腫。久不愈。必致癰膿。○脉浮而洪。浮則為風。洪則為氣。風氣相搏。風強則為隱疹。身體為癢。癢為泄風。久為痂癩。氣強則為水。難以俛仰。風氣相擊。身體洪腫。汗出乃愈。惡風則虛。此為風水。不惡風者。小便通利。上焦有寒。其口多涎。此為黃汗。○寸口脉沈滑者。中有水氣。面目腫大。有熱。名曰風水。視人之目裏上微擁。如蚕新臥起狀。其頸脉動。時時欬。按其手足上。陷而不起者。風水。○太陽病。脉浮而緊。法當骨節疼痛。反不疼。身體反重而酸。其人不渴。汗出即愈。此為風水。惡寒者。此為極虛發汗得之。渴而不惡寒者。此為皮水。身腫而冷。狀如周痺。胸中窒。不能食。反聚痛。暮躁不得眠。此為黃汗。痛在骨節。欬而喘。不渴者。此為脾脹。其狀如腫。發汗即愈。然諸病此者。渴而下利。小便數者。皆不可發汗。○裏水者。一身面目黃腫。其脉沈。小便不利。故令病水。假如小便自利。此亡津液。故令渴也。越婢加术湯主之。方見下。○趺陽脉當伏。今反緊。本自有寒疝瘕。腹中痛。醫反下之。下之即胸滿短氣。○趺陽脉當伏。今反數。本自有熱。消穀。小便數。今

反不利此欲作水○寸口脉浮而遲浮脉則熱遲
脉則潛熱潛相搏名曰沈趺陽脉浮而數浮脉即
熱數脉即止熱止相搏名曰伏沈伏相搏名曰水
沈則絡脉虚伏則小便難虚難相搏水走皮膚即
為水矣○寸口脉弦而緊弦則衛氣不行即惡寒
水不沾流走於腸間○少陰脉緊而沈緊則為痛
沈則為水小便即難脉得諸沈當責有水身體腫
重水病脉出者死○夫水病人目下有臥蚕面目
鮮澤脉伏其人消渴病水腹大小便不利其脉沈
絶者有水可下之

問曰。病下利後渴飲水。小便不利。腹滿因腫者。何也。答曰。此法當病水。若小便自利。及汗出者。自當愈。○心水者。其身重而少氣。不得臥。煩而躁。其人陰腫。○肝水者。其腹大。不能自轉側。脇下腹痛。時時津液微生。小便續通。○肺水者。其身腫。小便難時時鴨溏。○脾水者。其腹大。四肢苦重。津液不生。但苦少氣。小便難。○腎水者。其腹大臍腫。腰痛。不得溺。陰下濕如牛鼻上汗。其足逆冷。面反瘦。○師曰。諸有水者。腰以下腫。當利小便。腰以上腫。當發汗乃愈。○師曰。寸口脉沉而遲。沉則為水。遲則為寒。寒水相搏。趺陽脉伏。水穀不化。脾氣衰則鶩溏。胃氣衰則身腫。少陽脉卑。少陰脉細。男子則小便不利。婦人則經水不通。經為血。血不利則為水。名曰血分。

問曰。病者苦水。面目身體四肢皆腫。小便不利。脉之不言水。反言胸中痛。氣上衝咽。狀如炙肉。當微欬喘。審如師言。其脉何類。○師曰。寸口脉沈而緊。沈為水。緊為寒。沈緊相搏。結在關元。始時當微。年盛不覺。陽衰之後。榮衛相干。陽損陰盛。結寒微動。腎氣上衝。喉咽塞噎。脇下急痛。醫以為留飲而大下之。氣擊不去。其病不除。後重吐之。胃家虛煩。咽燥欲飲水。小便不利。水穀不化。面目手足浮腫。又與葶藶丸下水。當時如小差。食飲過度。腫復如前。胸脇苦痛。象若奔豚。其水揚溢。則浮咳喘逆。當先攻擊衝氣。令止。乃治欬。欬止。其喘自差。先治新病。病當在後。

風水。脉浮身重。汗出惡風者。防已黃耆湯主之。腹痛加芍藥。

防已黃耆湯方

防已一兩　黃耆一兩一分　白朮三分

甘草半兩炙

右剉每服五錢匕。生姜四片。棗一枚。水盞半。煎取八分。去滓。溫服。良久再服。

風水惡風。一身悉腫。脉浮不渴。續自汗出無大熱。越婢湯主之。

越婢湯方

麻黃六兩　石膏半斤　生姜三兩

大棗十五枚　甘草二兩

右五味。以水六升。先煑麻黃。去上沫。內諸藥。煑取三升。分溫三服。○惡風者。加附子一枚。炮○

風水加朮四兩。古今錄驗

皮水爲病。四肢腫。水氣在皮膚中。四肢聶聶動者。防己茯苓湯主之。

防己茯苓湯方

防己三兩　黃耆三兩　桂枝三兩

茯苓六兩　甘草二兩

右五味。以水六升。煮取二升。分温三服。

裹水。越婢加朮湯主之。甘草麻黃湯亦主之。

越婢加朮湯方 見上。於内加白朮四兩。又見脚氣中。

甘草麻黃湯方

甘草二兩　麻黄四兩

右二味。以水五升。先煑麻黄去上沫。內甘草。煑取三升。温服一升。重覆汗出。不汗。再服。慎風寒

水之為病。其脉沉小。屬少陰。浮者為風。無水。虚脹者。為氣水。發其汗即已。脉沉者。宜麻黄附子湯。浮者。宜杏子湯。

麻黄附子湯方

麻黄三兩　甘草二兩　附子一枚炮

右三味。以水七升。先煑麻黄。去上沫。內諸藥。煑取二升半。温服八分。日三服。

杏子湯方 未見。恐是麻黃杏仁甘草石膏湯。

厥而皮水者。蒲灰散主之。方見消渴中。

問曰。黃汗之為病。身體腫。一作重。發熱汗出而渴。狀如風水。汗沾衣。色正黃如蘗汁。脉自沈。何從得之。

○師曰。以汗出入水中浴。水從汗孔入得之。宜耆芍桂酒湯主之。

黃耆芍桂苦酒湯方

黃耆五兩 芍藥三兩 桂枝三兩

右三味。以苦酒一升。水七升。相和。煑取三升。溫服一升。當心煩。服至六七日乃解。若心煩不止者以苦酒阻故也。一方用美酒醯代苦酒。

黃汗之病，兩脛自冷。假令發熱，此屬歷節。食已汗出，又身常暮盜汗出者，此勞氣也。若汗出已，反發熱者，久久其身必甲錯。發熱不止者，必生惡瘡。若身重，汗出已輒輕者，久久必身瞤，瞤即胸中痛。又從腰以上必汗出，下無汗，腰髖弛痛，如有物在皮中狀。劇者不能食，身疼重，煩燥，小便不利，此為黃汗，桂枝加黃耆湯主之。

桂枝加黃耆湯方

桂枝三兩　芍藥三兩　甘草二兩

生姜三兩　大棗十二枚　黃耆二兩

右六味。以水八升。煑取三升。温服一升。須臾飲熱稀粥一升餘。以助藥力。温服取微汗。若不汗。更服。

師曰。寸口脉遲而濇。遲則為寒。濇為血不足。趺陽脉微而遲。微則為氣。遲則為寒。寒氣不足。則手足逆冷。手足逆冷。則榮衛不利。榮衛不利。則腹滿脇鳴。相逐氣轉膀胱。榮衛俱勞。陽氣不通。即身冷。陰氣不通。即骨疼。陽前通。則惡寒。陰前通。則痺不仁。陰陽相得。其氣乃行。大氣一轉。其氣乃散。實則失氣虛則遺尿名曰氣分。

氣分心下堅大如盤邊如旋杯水飲所作桂枝去芍藥加麻辛附子湯主之。

桂姜草棗黃辛附子湯方

桂枝三兩　生姜三兩　甘草二兩

大棗十二枚　麻黃二兩　細辛二兩

附子一枚炮

右七味以水七升煑麻黃去上沫內諸藥煑取二升分溫三服當汗出如蟲行皮中即愈。

心下堅大如盤邊如旋盤水飲所作枳朮湯主之。

枳术湯方

枳實七枚　白术二兩

右二味，以水五升，煑取三升，分温三服，腹中耎，即當散也。

附方

外臺防已黄耆湯，治風水，脉浮為在表，其人或頭汗出，表無他病，病者但下重，從腰以上為和，腰以下當腫及陰，難以屈伸。方見風濕中

黄疸病脉證并治第十五

論二首　脉證十四條　方七首

寸口脉浮而緩浮則為風緩則為痺痺非中風四肢苦煩脾色必黃瘀熱以行○趺陽脉緊而數數則為熱熱則消穀緊則為寒食即為滿尺脉浮為傷腎趺陽脉緊為傷脾風寒相搏食穀即眩穀氣不消胃中苦濁濁氣下流小便不通陰被其寒熱流膀胱身體盡黃名曰穀疸額上黑微汗出手足中熱薄暮即發膀胱急小便自利名曰女勞疸腹如水狀不治心中懊憹而熱不能食時欲吐名曰酒疸○陽明病脉遲者食難用飽飽則發煩頭眩小便必難此欲作穀疸雖下之腹滿如故所以然

者脉遲故也○夫病酒黃疸必小便不利其候心中熱足下熱是其證也○酒黃疸者或無熱請言小腹滿欲吐鼻燥其脉浮者先吐之沉弦者先下之○酒疸心中熱欲嘔者吐之愈○酒疸下之久久為黑疸目青面黑心中如噉蒜虀狀大便正黑皮膚爪之不仁其脉浮弱雖黑微黃故知之○師曰病黃疸發熱煩喘胸滿口燥者以病發時火劫其汗兩熱所得然黃家所得從濕得之一身盡發熱而黃肚熱熱在裏當下之○脉沉渴欲飲水小便不利者皆發黃○腹滿舌痿黃燥不得睡屬黃

家。舌痿。疑作身痿。○黄疸之病。當以十八日為期。治之十日以上瘥。反極為難治。○疸而渴者。其疸難治。疸而不渴者。其疸可治。發於陰部。其人必嘔。陽部。其人振寒而發熱也。

穀疸之為病。寒熱不食。食即頭眩。心胷不安。久久發黄為穀疸。茵蔯湯主之。

茵蔯湯方

茵蔯蒿六兩　梔子十四枚　大黄二兩

右三味。以水一斗。先煑茵蔯。減六升。内二味。煑取三升。去滓。分溫三服。小便當利。尿如皂角汁狀色正赤。一宿腹減。黃從小便去也。

黃家。日晡所發熱。而反惡寒。此為女勞得之。膀胱急。少腹滿。身盡黃。額上黑。足下熱。因作黑疸。其腹脹如水狀。大便必黑。時溏。此女勞之病。非水也。腹滿者難治。用消礬散主之。

消石礬石散方

消石　礬石燒等分

右二味。為散。以大麥粥汁。和服方寸匕。日三服。病隨大小便去。小便正黃。大便正黑。是候也。

酒黃疸。心中懊憹。或熱痛。梔子大黃湯主之。

梔子大黃湯方

梔子十四枚　大黃一兩　枳實五枚

豉一升

右四味。以水六升。煑取二升。分温三服。

諸病黃家。但利其小便。假令脉浮。當以汗解之。宜桂枝加黃耆湯主之。方見水病中

諸黃。猪膏髮煎主之。

猪膏髮煎方

猪膏半斤　亂髮如雞子大三枚

右二味。和膏中煎之。髮消藥成。分再服。病從小

便出。

黃疸病。茵蔯五苓散主之。（一本云。茵蔯湯。及五苓散。並主之。）

茵蔯五苓散方

茵蔯蒿末（十分）　五苓散（五分。方見痰飲中。）

右二物和。先食飲方寸匕。日三服。

黃疸。腹滿。小便不利而赤。自汗出。此為表和裏實。當下之。宜大黃消石湯。

大黃消石湯

大黃　黃蘗　消石（各四兩）　梔子（十五枚）

右四味。以水六升。煮取二升。去滓。內消。更煮取一升頓服。

黄疸病小便色不變欲自利腹滿而喘不可除熱。熱除必噦噦者小半夏湯主之。方見消渴中。

諸黄腹痛而嘔者宜柴胡湯。必小柴胡湯。方見嘔吐中。

男子黄小便自利當與虛勞小建中湯。方見虛勞中

附方

瓜蒂湯治諸黄。方見暍病中

千金麻黄醇酒湯治黄疸。

麻黄三兩

右一味以美清酒五升煑取二升半頓服盡冬

月用酒。春月用水煮之。

驚悸吐衄下血胸滿瘀血病脉證治第十六

脉證十二條　方五首

寸口脉動而弱。動即為驚。弱則為悸。○師曰。夫脉浮。目睛暈黃。衄未止。暈黃去。目睛慧了。知衄今止。○又曰。從春至夏。衄者太陽。從秋至冬。衄者陽明。○衄家不可汗。汗出必額上陷。脉緊急。直視不能眴。不得眠。○病人面無色。無寒熱。脉沉弦者。衄。浮弱。手按之絕者。下血。煩欬者。必吐血。○夫吐血。欬逆上氣。其脉數而有熱。不得臥者。死。○夫酒客欬者必致吐血此因極飲過度所致也○寸口脉弦而大弦則為減大則為芤減則為寒芤則為虛寒虛相擊此名曰革婦人則半產漏下男子則亡血○亡血不可發其表汗出則寒慄而振○病人胸滿脣痿舌青口燥但欲漱水不欲嚥無寒熱脉微大來遲腹不滿其人言我滿為有瘀血○病者如熱狀煩滿口乾燥而渴其脉反無熱此為陰狀是瘀血也當下之○

火邪者桂枝去芍藥加蜀漆牡蠣龍骨救逆湯主之○

桂枝捄逆湯方

桂枝三兩去皮　甘草二兩炙　生姜三兩

牡蠣五兩熬　龍骨四兩　大棗十二枚

蜀漆三兩洗去腥

右為末。以水一斗二升。先煑蜀漆減二升。內諸藥。煑取三升。去滓。溫服一升。

心下悸者。半夏麻黃丸主之。

半夏麻黃丸方

半夏　麻黃等分

右二味。末之。煉蜜和丸。小豆大。飲服三丸。日三服。

吐血不止者。栢葉湯主之。

栢葉湯方

栢葉 乾姜各三兩 艾三把

右三味。以水五升。取馬通汁一升。合煮。取一升。分溫再服。

下血。先便後血。此遠血也。黃土湯主之。

黃土湯方亦主吐血。衄血。

甘草 乾地黃 白朮 附子炮

阿膠 黃芩各三兩 竈中黃土半斤

右七味。以水八升。煮取三升。分温二服。

下血。先血後便。此近血也。赤小豆當歸散主之。方見狐惑中

心氣不足。吐血。衄血。瀉心湯主之。

瀉心湯方 亦治霍亂

大黃二兩 黃連一兩 黃芩一兩

右三味。以水三升。煮取一升。頓服之。

嘔吐噦下利病脉證治第十七

論一首 脉證二十七條 方二十三首

夫嘔家有癰膿。不可治嘔。膿盡自愈。◯先嘔却渴

者此為欲鮮先渴却嘔者為水停心下此屬飲家嘔家本渴今反不渴者以心下有支飲故也此屬支飲○問曰病人脉數數為熱當消穀引食而反吐者何也○師曰以發其汗令陽微膈氣虚脉乃數數為客熱不能消穀胃中虚冷故也脉弦者虚也胃氣無餘朝食暮吐變為胃反寒在於上醫反下之令脉反弦故名曰虚○寸口脉微而數微則無氣無氣則榮虚榮虚則血不足血不足則胸中冷○趺陽脉浮而濇浮則為虚濇則傷脾脾傷則不磨朝食暮吐暮食朝吐宿穀不化名曰胃反脉

緊而濇。其病難治。○病人欲吐者。不可下之。

噦而腹滿。視其前後。知何部不利。利之即愈。

嘔而胸滿者。茱萸湯主之。

茱萸湯方

吳茱萸一升　人參三兩　生姜六兩

大棗十二枚

右四味。以水五升。煑取三升。溫服七合。日三服。

乾嘔。吐涎沫。頭痛者。茱萸湯主之。方見上

嘔而腸鳴。心下痞者。半夏瀉心湯主之。

半夏瀉心湯

半夏半升洗　黄芩三兩　乾姜三兩

人參三兩　黄連一兩　大棗十二枚

甘草三兩炙

右七味。以水一斗。煑取六升。去滓。再煑取三升。温服一升。日三服。

乾嘔而利者。黄芩加半夏生姜湯主之。

黄芩加半夏生姜湯方

黄芩三兩　甘草二兩炙　芍藥二兩

半夏半升　生姜三兩　大棗二十枚

右六味。以水一斗。煑取三升。去滓。温服一升。日再。夜一服。

諸嘔吐。穀不得下者。小半夏湯主之。方見痰飲中

嘔吐而病在膈上。後思水者。解。急與之。思水者。猪苓散主之。

猪苓散方

猪苓　茯苓　白朮各等分

右三味。杵為散。飲服方寸匕。日三服。

嘔而脈弱。小便復利。身有微熱。見厥者。難治。四逆湯主之。

四逆湯方

附子一枚生用　乾姜一兩半　甘草二兩炙

右三味。以水三升。煮取一升二合。去滓。分温再服。强人可大附子一枚。乾姜三兩。

嘔而發熱者。小柴胡湯主之。

小柴胡湯方

柴胡半斤　黄芩三兩　人參三兩

甘草三兩　半夏半斤　生姜三兩

大棗十二枚

右七味。以水一斗二升。煮取六升。去滓。再煎取三升。温服一升。日三服。

胃反嘔吐者。大半夏湯主之。千金云。治胃反不受食。食入即吐。外臺云治嘔。心下痞鞕者。

大半夏湯方

半夏二升洗完用　人參三兩　白蜜一升

右三味。以水一斗二升。和蜜揚之二百四十遍。煑取二升半。温服一升。餘分再服。

食已即吐者。大黃甘草湯主之。外臺方。又治吐水。

大黃甘草湯方

大黃四兩　甘草一兩

右二味。以水三升。煑取一升。分温再服。

胃反。吐而渴。欲飲水者。茯苓澤瀉湯主之。

茯苓澤瀉湯方　外臺云。治消渴脉絶。胃反吐食之。有小麥一升。

茯苓半斤　澤瀉四兩　甘草二兩

桂枝二兩　白朮三兩　生姜四兩

右六味。以水一斗。煑取三升。内澤瀉。再煑取二升半。温服八合。日三服。

吐後渴。欲得水而貪飲者。文蛤湯主之。兼主微風。脉緊頭痛。

文蛤湯方

文蛤五兩　麻黄三兩　甘草三兩

生姜三兩 石膏五兩 杏仁五十枚

大棗十二枚

右七味。以水六升。煑取二升。溫服一升。汗出即愈。

乾嘔。吐逆。吐涎沫。半夏乾姜散主之。

半夏乾姜散方

半夏 乾姜等分

右二味。杵為散。取方寸匕。漿水一升半。煎取七合。頓服之。

病人胸中似喘不喘。似嘔不嘔。似噦不噦。徹心中憒憒然無奈者。生姜半夏湯主之。

生姜半夏湯方

半夏半斤　生姜汁一升

右二味。以水三升。煮半夏。取二升。内生姜汁。煮取一升半。小冷。分四服。日三。夜一服。止。停後服。

乾嘔噦。若手足厥者。橘皮湯主之。

橘皮湯方

橘皮四兩　生姜半斤

右二味。以水七升。煮取三升。温服一升。下咽即愈。

噦逆者。橘皮竹茹湯主之。

橘皮竹茹湯方

橘皮二升　竹茹二升　大棗三十枚

生姜半斤　甘草五兩　人參一兩

右六味。以水一斗。煑取三升。溫服一升。日三服。

夫六府氣絶於外者。手足寒。上氣脚縮。五藏氣絶於内者。利不禁。下甚者。手足不仁。○下利。脉沈弦者。下重。脉大者。為未止。脉微弱數者。為欲自止。雖發熱。不死。○下利。手足厥冷。無脉者。灸之不溫。若脉不還。反微喘者。死。少陰負趺陽者。為順也。○下利。有微熱而渴。脉弱者。今自愈。○下利。脉數。有微熱汗出。今自愈。設脉緊。為未解。○下利。脉數而渴者。今自愈。設不差。必清膿血。以有熱故也。○下利。脉反弦。發熱身汗者。自愈。○下利氣者。當利其小便。○下利。寸脉反浮數。尺中自濇者。必清膿血。○下利清穀。不可攻其表。汗出必脹滿。○下利脉沈而遲。其人面少赤。身有微熱。下利清穀者。必鬱冒。汗出而解。病人必微熱。所以然者。其面戴陽。下虚故也。○下利後。脉絶。手足厥冷。晬時脉還。手足溫者生。脉不還者死。○下利。腹脹滿。身體疼痛者。先

溫其裏乃攻其表溫裏宜四逆湯攻表宜桂枝湯

四逆湯方見上

桂枝湯方

桂枝三兩去皮　芍藥三兩　甘草二兩炙

生姜三兩　大棗十二枚

右五味㕮咀以水七升微火煑取三升去滓適寒溫服一升服已須臾啜稀粥一升以助藥力溫覆令一時許遍身漐漐微似有汗者益佳不可令如水淋漓若一服汗出病差停後服

下利三部脉皆平按之心下堅者急下之宜大承

氣湯。○下利脉遲而滑者。實也。利未欲止。急下之。宜大承氣湯。○下利脉反滑者。當有所去。下乃愈。宜大承氣湯。○下利已差。至其年月日時復發者。以病不盡故也。當下之。宜大承氣湯。

大承氣湯方見痓病中

下利讝語者。有燥屎也。小承氣湯主之。

小承氣湯方

大黃四兩　厚朴二兩炙　枳實大者三枚炙

右三味。以水四升。煑取一升二合。去滓。分溫二服。得利則止。

下利便膿血者。桃花湯主之。

桃花湯方

赤石脂一斤一半剉一半篩末　乾姜一兩

粳米一升

右三味。以水七升。煮米令熟。去滓。溫七合。內赤石脂末方寸匕。日三服。若一服愈。餘勿服。

熱利重下者。白頭翁湯主之。

白頭翁湯方

白頭翁二兩　黃連三兩　黃柏三兩

秦皮三兩

右四味。以水七升。煮取二升。去滓。溫服一升。不愈。更服。

下利後。更煩。按之心下濡者。為虛煩也。梔子豉湯主之。

梔子豉湯方

梔子十四枚　香豉四合綿裹

右二味。以水四升。先煮梔子。得二升半。內豉。煮取一升半。去滓。分二服。溫進一服。得吐則止。

下利清穀。裏寒外熱。汗出而厥者。通脉四逆湯主之。

通脈四逆湯方

附子大者一枚生用 乾姜三兩强人可四兩 甘草二兩炙

右三味。以水三升。煮取一升二合。去滓。分温再服。

下利肺痛。紫參湯主之。

紫參湯方

紫參半斤 甘草三兩

右二味。以水五升。先煮紫參取二升。内甘草。煮取一升半。分温三服。疑非仲景方

氣利。訶梨勒散主之。

訶梨勒散方

訶梨勒十枚煨

右一味。為散。粥飲和。頓服。疑非仲景方

附方

千金翼小承氣湯。治大便不通。噦數譫語。方見上

外臺黃芩湯。治乾嘔下利。

黃芩三兩 人參三兩 乾姜三兩

桂枝一兩 大棗十二枚 半夏半升

右六味。以水七升。煮取三升。溫分三服。

瘡癰腸癰浸淫病脉證并治第十八

論一首　脉證三條　方五首

諸浮數脉。應當發熱。而反洒淅惡寒。若有痛處。當發其癰。○師曰。諸癰腫。欲知有膿無膿。以手掩腫上。熱者為有膿。不熱者為無膿。

腸癰之為病。其身甲錯。腹皮急。按之濡如腫狀。腹無積聚。身無熱。脉數。此為腹內有癰膿。薏苡附子敗醬散主之。

薏苡附子敗醬散方

薏苡仁十分　附子二分　敗醬五分

右三味。杵為末。取方寸匕。以水二升。煎減半。頓

服。小便當下

腸癰者。少腹腫痞。按之即痛。如淋。小便自調。時時發熱。自汗出。復惡寒。其脉遲緊者。膿未成。可下之。當有血。脉洪數者。膿已成。不可下也。大黃牡丹湯主之。

大黃牡丹湯方

大黃四兩 牡丹一兩 桃仁五十枚

瓜子半升 芒消三合

右五味。以水六升。煑取一升。去滓。內芒消。再煎沸。頓服之。有膿當下。如無膿。當下血。

問曰寸口脉浮微而澀然當亡血若汗出設不汗者云何荅曰若身有瘡被刀斧所傷亡血故也

病金瘡王不留行散主之

王不留行十分八月八日採　蒴藋細葉十分七月七日採

桑東南根白皮十分三月三日採　甘草十八分

川椒三分除目及閉口者汗　黄芩二分

乾姜二分　芍藥　厚朴各二分

右九味桑根皮以上三味燒灰存性勿令灰過各別杵篩合治之為散服方寸匕小瘡即粉之大瘡但服之產後亦可服如風寒桑東根勿取

之前三物皆陰乾百日。

排膿散方

枳實十六枚　芍藥六分　桔梗二分

右三味杵為散取雞子黃一枚以藥散與雞黃相等揉和令相得飲和服之日一服。

排膿湯方

甘草二兩　桔梗三兩　生姜一兩

大棗十枚

右四味以水三升煑取一升溫服五合日再服。

浸淫瘡從口流向四肢者可治從四肢流來入口

者不可治。

浸淫瘡。黄連粉主之。方未見

趺蹶手指臂腫轉筋陰狐疝蚘蟲病脈證治

第十九

論一首　脈證一條　方四首

師曰。病趺蹶。其人但能前。不能却。刺腨入二寸。此太陽經傷也。病人常以手指臂腫動。此人身體瞤瞤者。藜蘆甘草湯主之。

藜蘆甘草湯方 未見

轉筋之為病。其人臂脚直。脈上下行。微弦。轉筋入腹者。雞屎白散主之。

雞屎白散方

雞屎白

右一味為散。取方寸匕。以水六合。和。溫服。

陰狐疝氣者。偏有小大。時時上下。蜘蛛散主之。

蜘蛛散方

蜘蛛十四枚熬焦　桂枝半兩

右二味為散。取八分一匕。飲和服。日再服。蜜丸亦可。

問曰。病腹痛有蟲。其脉何以別之。○師曰。腹中痛。

其脉當沈。若弦。反洪大。故有蚘蟲。

蚘蟲之為病。令人吐涎心痛。發作有時。毒藥不止。

甘草粉蜜湯主之。

甘草粉蜜湯方

甘草二兩　粉一兩　蜜四兩

右三味。以水三升。先煑甘草取二升。去滓。內粉蜜。攪令和。煎如薄粥。溫服一升。差即止。

蚘厥者。當吐蚘。令病者靜而復時煩。此為藏寒。蚘上入膈。故煩。須臾復止。得食而嘔。又煩者。蚘聞食臭出。其人常自吐蚘。

蚘厥者。烏梅丸主之。

烏梅丸方

烏梅三百枚　細辛六兩　乾姜十兩

黃連一斤　當歸四兩　附子六兩炮

川椒四兩去汗　桂枝六兩　人參六兩

黃蘗六兩

右十味。異擣篩。合治之。以苦酒漬烏梅一宿。去核。蒸之五升米下。飯熟。擣成泥。和藥令相得。內臼中。與蜜杵二千下。丸如梧子大。先食飲服十丸。三服。稍加至二十丸。禁生冷滑臭等食。

音釋

鶩瀶 鶩音牧即後鴨瀶也 髖 枯官切髀也 眴 胡絹切目搖也 漐 音質汗出

貌 腨 音兗腓腸

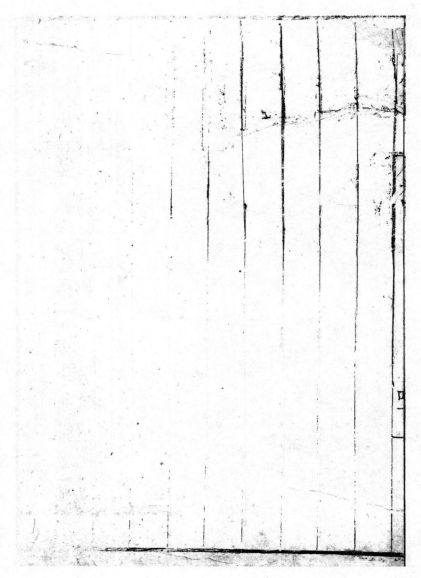

金匱要畧方論卷下　　仲景全書二十六

漢　長沙守　張　機仲景述

晉　太醫令　王叔和　集

宋　尚書司封郎中充秘閣校理臣林億詮次

明　虞山人　趙開美　校刻

婦人妊娠病脉證并治第二十

證三條　方八首

師曰。婦人得平脉。陰脉小弱。其人渴。不能食。無寒熱。名妊娠。桂枝湯主之。方見利中　於法六十日當有此證。設有醫治逆者。却一月。加吐下者。則絶之。

婦人宿有癥病。經斷未及三月。而得漏下不止。胎動在臍上者。為癥痼害。○妊娠六月動者。前三月。經水利時。胎下血者。後斷三月不血也。所以血不止者。其癥不去故也。當下其癥。桂枝茯苓丸主之。

桂枝茯苓丸方

桂枝　茯苓　牡丹去心　桃仁去皮尖熬

芍藥各等分

右五味。末之。煉蜜和丸。如兎屎大。每日食前服一丸。不知。加至三丸。

婦人懷娠六七月。脉弦發熱。其胎愈脹。腹痛惡寒

者。少腹如扇。所以然者。子藏開故也。當以附子湯溫其藏。方未見

師曰。婦人有漏下者。有半產後。因續下血。都不絕者。有妊娠下血者。假令妊娠腹中痛。為胞阻。膠艾湯主之。

芎歸膠艾湯方 一方。加乾姜一兩。胡氏治婦人胞動。無乾姜。

芎藭二兩 阿膠二兩 甘草二兩

艾葉三兩 當歸三兩 芍藥四兩

乾地黃

右七味。以水五升。清酒三升。合煮。取三升。去滓。

內膠。令消盡。溫服一升。日三服。不差。更作。

婦人懷妊。腹中㽲痛。當歸芍藥散主之。

當歸芍藥散方

當歸三兩 芍藥一斤 茯苓四兩

白朮四兩 澤瀉半斤 芎藭半斤一作三兩

右六味。杵為散。取方寸匕。酒和。日三服。

妊娠嘔吐不止。乾姜人參半夏丸主之。

乾姜人參半夏丸方

乾姜一兩 人參一兩 半夏二兩

右三味。末之。以生姜汁糊為丸。如梧子大。飲服十丸，日三服。

妊娠小便難，飲食如故，歸母苦參丸主之。

當歸貝母苦參丸方 男子加滑石半兩

當歸　貝母　苦參各四兩

右三味，末之，煉蜜丸如小豆大，飲服三丸，加至十丸。

妊娠有水氣，身重小便不利，洒淅惡寒，起即頭眩，葵子茯苓散主之。

葵子茯苓散方

葵子一斤　茯苓三兩

右二味。杵為散。飲服方寸匕。日三服。小便利則愈。

婦人妊娠。宜常服當歸散主之

當歸散方

當歸 黃芩 芍藥 芎藭各一斤

白术半斤

右五味。杵為散。酒飲服方寸匕。日再服。妊娠常服。即易產。胎無苦疾。產後百病悉主之。

妊娠養胎。白术散主之。

白术散方見外臺

白术　芎藭　蜀椒三分汗　牡蠣

右四味，杵為散，酒服一錢七，日三服，夜一服。但苦痛，加芍藥；心下毒痛，倍加芎藭；心煩吐痛，不能食飲，加細辛一兩，半夏大者二十枚，服之後更以醋漿水服之；若嘔，以醋漿水服之；復不解者，小麥汁服之；已後渴者，大麥粥服之。病雖愈，服之勿置。

婦人傷胎，懷身腹滿，不得小便，從腰以下重，如有水氣狀，懷身七月，太陰當養不養，此心氣實，當刺瀉勞宮及關元，小便微利則愈。見玉函。

婦人產後病脉證治第二十一

論一首　證六條　方七首

問曰新產婦人有三病一者病痓二者病鬱冒三者大便難何謂也○師曰新產血虛多汗出喜中風故令病痓亡血復汗寒多故令鬱冒亡津液胃燥故大便難產婦鬱冒其脉微弱不能食大便反堅但頭汗出所以然者血虛而厥厥而必冒冒家欲解必大汗出以血虛下厥孤陽上出故頭汗出所以產婦喜汗出者亡隂血虛陽氣獨盛故當汗出隂陽乃復大便堅嘔不能食小柴胡湯主之方見

嘔吐中

病解能食。七八日更發熱者。此為胃實。大承氣湯主之。方見痓中

產後腹中㽲痛。當歸生姜羊肉湯主之。并治腹中寒疝。虛勞不足。

當歸生姜羊肉湯方。見寒疝中。

產後腹痛。煩滿不得臥。枳實芍藥散主之。

枳實芍藥散方

枳實燒令黑勿太過　芍藥等分

右二味。杵為散。服方寸匕。日三服。并主癰膿。以

麥粥下之。

師曰。產婦腹痛。法當以枳實芍藥散。假令不愈者。此為腹中有乾血着臍下。宜下瘀血湯主之。亦主經水不利。

下瘀血湯方

大黃二兩、　桃仁二十枚　䗪蟲二十枚熬去足

右三味。末之。煉蜜和為四丸。以酒一升。煎一丸取八合。頓服之。新血下如豚肝。

產後七八日。無太陽證。少腹堅痛。此惡露不盡。不大便。煩躁發熱。切脈微實。再倍發熱。日晡時煩躁

者不食，食則讝語，至夜即愈，宜大承氣湯主之。熱在裏，結在膀胱也。方見痓病中

產後風續之數十日不解，頭微痛，惡寒，時時有熱，心下悶，乾嘔，汗出。雖久，陽旦證續在耳，可與陽旦湯。即桂枝湯方，見下利中。

產後中風，發熱，面正赤，喘而頭痛，竹葉湯主之。

竹葉湯方

竹葉一把　葛根三兩　防風

桔梗　桂枝　人參

甘草各一兩　附子一枚，炮　大棗十五枚

生姜五兩

右十味。以水一斗。煑取二升半。分温三服。温覆。使汗出。○頸項强用大附子一枚破之如豆大煎藥揚去沫嘔者加半夏半升洗

婦人乳中虛。煩亂嘔逆。安中益氣。竹皮大丸主之。

竹皮大丸方

生竹茹二分 石膏二分 桂枝一分

甘草七分 白薇一分

右五味。末之。棗肉和丸彈子大。以飲服一丸。日三。夜二服。有熱者。倍白薇。煩喘者。加栢實一分。

産後下利虛極。白頭翁加甘草阿膠湯主之。

白頭翁加甘草阿膠湯方

白頭翁　甘草　阿膠各二兩

秦皮　黃連　蘗皮各三兩

右六味。以水七升。煑取二升半。内膠。令消盡。分温三服。

附方

千金三物黃芩湯。治婦人在草蓐。自發露得風。四肢苦煩熱。頭痛者。與小柴胡湯。頭不痛。但煩者。此湯主之。

黃芩一兩　苦參二兩　乾地黃四兩

右三味。以水八升。煑取二升。温服一升。多吐下蟲。

千金內補當歸建中湯。治婦人產後虛羸不足。腹中刺痛不止。吸吸少氣。或苦少腹中急。摩痛引腰背。不能食飲。產後一月。日得服四五劑為善。令人强壯宜。

當歸四兩　桂枝三兩　芍藥六兩

生姜三兩　甘草二兩　大棗十二枚

右六味。以水一斗。煑取三升。分温三服。一日令盡若大虛加飴糖六兩湯成內之於火上煖令飴消若去血過多崩傷內衄不止加地黃六兩阿膠二兩合八味湯成內阿膠若無當歸以芎藭代之若無生姜以乾姜代之

婦人雜病脉證并治第二十二

論一首　脉證合十四條　方十六首

婦人中風七八日續來寒熱發作有時經水適斷此為熱入血室其血必結故使如瘧狀發作有時小柴胡湯主之（方見嘔吐中）

婦人傷寒發熱經水適来晝日明了暮則譫語如

見鬼狀者。此為熱入血室。治之無犯胃氣及上二焦。必自愈。

婦人中風。發熱惡寒。經水適來。得七八日。熱除。脉遲身涼和。胸脇滿如結胸狀。讝語者。此為熱入血室也。當刺期門。隨其實而取之。

陽明病。下血讝語者。此為熱入血室。但頭汗出。當刺期門。隨其實而瀉之。濈然汗出者愈。

婦人咽中如有炙臠。半夏厚朴湯主之。

半夏厚朴湯方 千金作胸滿。心下堅。咽中怗怗如有炙肉。吐之不出。吞之不下。

半夏一升 厚朴三兩 茯苓四兩

生姜五兩　乾蘇葉二兩

右五味。以水七升。煑取四升。分溫四服。日三夜一服。

婦人藏躁。喜悲傷欲哭。象如神靈所作。數欠伸。甘麥大棗湯主之。

甘草小麥大棗湯方

甘草三兩　小麥一升　大棗十枚

右三味。以水六升。煑取三升。溫分三服。亦補脾氣。

婦人吐涎沫。醫反下之。心下即痞。當先治其吐涎沫。小青龍湯主之。涎沫止。乃治痞。瀉心湯主之。

小青龍湯方見肺癰中

瀉心湯方。見驚悸中

婦人之病。因虛積冷結氣。為諸經水斷絕。至有歷年血寒積結胞門。寒傷經絡。凝堅在上。嘔吐涎唾。久成肺癰。形體損分。在中盤結。繞臍寒疝。或兩脇疼痛。與藏相連。或結熱中。痛在關元。脉數無瘡。肌若魚鱗。時着男子。非止女身。在下未多。經候不勻。冷陰掣痛。少腹惡寒。或引腰脊。下根氣街。氣衝急痛。膝脛疼煩。奄忽眩冒。狀如厥癲。或有憂慘。悲傷多嗔。此皆帶下。非有鬼神。久則羸瘦。脉虛多寒。三十六病。千變萬端。審脉陰陽。虛實緊弦。行其鍼藥。治危得安。其雖同病。脉各異源。子當辯記。勿謂不然。

問曰。婦人年五十。所病下利數十日不止。暮即發熱。少腹裏急。腹滿。手掌煩熱。唇口乾燥。何也。◎師曰。此病屬帶下。何以故。曾經半產。瘀血在少腹不去。何以知之。其證唇口乾燥。故知之。當以溫經湯主之。

溫經湯方

吳茱萸三兩　當歸二兩　芎藭二兩

芍藥二兩　人參二兩　桂枝二兩

阿膠二兩　生姜二兩　牡丹皮二兩去心

甘草二兩　半夏半升　麥門冬一升去心

右十二味。以水一斗。煑取三升。分溫三服。○亦主婦人少腹寒。久不受胎。兼取崩中去血。或月水來過多。及至期不來。

帶下。經水不利。少腹滿痛。經一月再見者。土瓜根散主之。

土瓜根散方陰㿉腫。亦主之。

土瓜根　芍藥　桂枝　䗪蟲各三兩

右四味。杵為散。酒服方寸匕。日三服。

寸口脈弦而大。弦則為減。大則為芤。減則為寒。芤則為虛。寒虛相搏。此名曰革。婦人則半產漏下。旋覆花湯主之。

旋覆花湯方

旋覆花三兩　蔥十四莖　新絳少許

右三味。以水三升。煮取一升。頓服之。

婦人陷經。漏下。黑不觧。膠姜湯主之。臣億等校諸本無膠姜湯方。想是前妊娠中膠艾湯。

婦人少腹滿。如敦狀。小便微難而不渴。生後者。此為水與血。俱結在血室也。大黃甘遂湯主之。

大黃甘遂湯方

大黃四兩　甘遂二兩　阿膠二兩

右三味。以水三升。煮取一升。頓服之。其血當下。

婦人經水不利下。抵當湯主之。亦治男子膀胱滿急。有瘀血者。

抵當湯方

水蛭三十箇熬　虻蟲三十枚熬去翅足　桃仁二十箇去皮尖

大黃三兩酒浸

右四味。為末。以水五升。煮取三升。去滓。溫服一升。

婦人經水閉。不利。藏堅癖不止。中有乾血。下白物。礬石丸主之。

礬石丸方

礬石燒三分 杏仁一分

右二味。末之。煉蜜和丸棗核大。內藏中。劇者再內之。

婦人六十二種風。及腹中血氣刺痛。紅藍花酒主之。

紅藍花酒方疑非仲景方

紅藍花一兩

右一味。以酒一大升。煎減半。頓服一半。未止。再服。

婦人腹中諸疾痛。當歸芍藥散主之。

當歸芍藥散方見前妊娠中

婦人腹中痛。小建中湯主之。

小建中湯方見前虛勞中

問曰。婦人病。飲食如故。煩熱不得臥。而反倚息者。何也。〇師曰。此名轉胞。不得溺也。以胞系了戾。故致此病。但利小便則愈。宜腎氣丸主之。

腎氣丸方

乾地黃八兩　薯蕷四兩　山茱萸四兩

澤瀉三兩　茯苓三兩　牡丹皮三兩

桂枝一兩　附子一兩炮

右八味。末之。煉蜜和丸梧子大。酒下十五丸。加至二十五丸。日再服。

蛇床子散方溫陰中坐藥。

蛇床子仁

右一味。末之。以白粉少許。和令相得。如棗大綿裹內之。自然溫。

少陰脈滑而數者。陰中即生瘡。陰中蝕瘡爛者。狼牙湯洗之。

狼牙湯方

狼牙 三兩

右一味。以水四升。煮取半升。以綿纏筯如繭。浸湯瀝陰中。日四遍。

胃氣下泄。陰吹而正喧。此穀氣之實也。膏髮煎導之。

膏髮煎方 見黃疸中

小兒疳蟲蝕齒方 疑非仲景方

雄黃　葶藶

右二味末之。取臘日猪脂鎔。以槐枝綿裹頭。四五枚。點藥烙之。

雜療方第二十三

論一首　證一條　方二十三首

退五藏虛熱。四時加減柴胡飲子方。

冬三月加 柴胡八分 白朮八分 陳皮五分

大腹檳榔四枚并皮子用 生姜五分 桔梗七分

春三月加 枳實 減白朮 共六味

夏三月加 生姜三分 枳實五分 甘草三分共八味

秋三月加陳皮三分共六味

右各㕮咀。分為三貼。一貼以水三升。煮取二升。分溫三服。如人行四五里。進一服。如四體壅。添甘草少許。每貼分作三小貼。每小貼以水一升。煮取七合。溫服。再合滓為一服。重煮。都成四服。

疑非仲景方

長服訶梨勒丸方 疑非仲景方

訶梨勒煨　陳皮　厚朴各三兩

右三味。末之。煉蜜丸。如梧子大。酒飲服二十丸。加至三十丸。

三物備急丸方見千金司空裴秀為散用亦可先和成汁乃傾口中令從齒間得入至良驗

大黃一兩　乾姜一兩　巴豆一兩去皮心熬外研如脂

右藥各須精新先擣大黃乾姜為末研巴豆內中合治一千杵用為散蜜和丸亦佳密器中貯之莫令歇○主心腹諸卒暴百病若中惡客忤心腹脹滿卒痛如錐刺氣急口禁停尸卒死者以緩水若酒服大豆許三四丸或不下捧頭起灌令下咽須臾當差如未差更與三丸當腹中鳴即吐下便差若口噤亦須折齒灌之

治傷寒。令愈不復。紫石寒食散方。見千金翼

紫石英　白石英　赤石脂

鍾乳碓鍊　括蔞根　防風

桔梗　文蛤　鬼臼各十分

太一餘粮十分燒　乾姜

附子炮去皮　桂枝去皮各四分

右十三味。杵為散。酒服方寸七。

救卒死方

薤搗汁。灌鼻中。

又方

雄雞冠。割取血。管吹內鼻中。

猪脂如雞子大。苦酒一升。煮沸。灌喉中。

雞肝及血。塗面上。以灰圍四旁。立起。

大豆二七粒。以雞子白并酒和。盡以吞之。

救卒死而壯熱者方

礬石半斤。以水一斗半。煮消。以漬脚。令沒踝。

救卒死而目閉者方

騎牛臨面。擣薤汁灌耳中。吹皂莢末鼻中。立效。

救卒死而張口反折者方

灸手足兩爪後十四壯了。飲以五毒諸膏散。有巴豆者

救卒死而四肢不收失便者方

馬屎一升。水三斗。煮取二斗以洗之。又取牛洞稀糞也。一升。温酒灌口中。灸心下一寸。臍上三寸。臍下四寸。各一百壯。差。

救小兒卒死而吐利。不知是何病方。

狗屎一丸。絞取汁。以灌之。無濕者。水煮乾者。取汁。

尸蹷脉動而無氣。氣閉不通。故靜而死也。治方。脉證

見上卷。

菖蒲屑。內鼻兩孔中。吹之。令人以桂屑着舌下。

又方

剔取左角髮方寸。燒末。酒和。灌令入喉。立起。

救卒死。客忤死。還魂湯主之方。千金方云。主卒忤鬼擊。飛尸。諸奄忽氣絕。無復覺。或已無脉。口噤。拗不開。去齒下湯。湯下口。不下者。分病人髮左右。捉擒肩引之。藥下。復增取一升。須臾立甦。

麻黃三兩去節一方四兩　杏仁七十箇去皮尖　甘草一兩炙

千金用桂心二兩

右三味。以水八升。煮取三升。去滓。分令咽之。通

治諸感忤。

又方

韮根一把　烏梅二十枚　吴茱萸半升炒

右三味。以水一斗。煮之。以病人櫛內中。三沸。櫛浮者生。沉者死。煮取三升。去滓。分飲之。

救自縊死。旦至暮。雖已冷。必可治。暮至旦。小難也。恐此當言陰氣盛故也。然夏時夜短於晝。又熱。猶應可治。又云。心下若微溫者。一日以上。猶可治之。方。

徐徐抱鮮。不得截繩。上下安被臥之。一人以腳踏其兩肩。手少挽其髮。常弦弦。勿縱之。一人以手按據胸上。數動之。一人摩捋臂脛屈伸之。若已殭。但漸漸強屈之。并按其腹。如此一炊頃。氣從口出。呼吸眼開。而猶引按莫置。亦勿苦勞之。須臾可少桂湯及粥清。含與之。令濡喉。漸漸能嚥。及稍止。若向令兩人以管吹其兩耳。罙好。此法最善。無不活也。

凡中暍死。不可使得冷。得冷便死。療之方。

屈草帶。繞暍人臍。使三兩人溺其中。令溫。亦可用熱泥和屈草。亦可扣瓦椀底按。及車缸以着暍人。取令溺。須得流去。此謂道路窮。卒無湯。當令溺其中。欲使多人溺。取令溫。若湯便可與之。不可泥及車缸。恐此物冷。暍既在夏月。得熱泥土。煖車缸。亦可用也。

救溺死方

取竈中灰兩石餘。以埋人。從頭至足。水出七孔。即活。

右療自縊溺暍之法。並出自張仲景為之。其意殊絕。殆非常情所及。本草所能關。實救人之大術矣。傷寒家數有暍病，非此遇熱之暍。見外臺肘後目。

治馬墜及一切筋骨損方。見肘後方

大黃一兩切浸湯成下　緋帛如手大燒灰

亂髮如雞子大燒灰用　久用炊單布一尺燒灰

敗蒲一握三寸　桃仁四十九枚去皮尖熬

甘草如中指節炙剉

右七味，以童子小便量多少，煎湯成，內酒一大盞，次下大黃，去滓，分溫三服。先剉敗蒲席半領，煎湯浴，衣被蓋覆，斯須通利數行，痛楚立差。利及浴水赤，勿怪，即瘀血也。

禽獸魚蟲禁忌并治第二十四

論辯二首　合九十法　方二十二首

凡飲食滋味。以養於生。食之有妨。反能為害。自非服藥煉液。焉能不飲食乎。切見時人。不閑調攝。疾疢競起。若不因食而生。苟全其生。須知切忌者矣。所食之味。有與病相宜。有與身為害。若得宜則益體。害則成疾。以此致危。例皆難療。凡煮藥飲汁以解毒者。雖云救急。不可熱飲。諸毒病。得熱更甚。宜冷飲之。○肝病禁辛。心病禁鹹。脾病禁酸。肺病禁苦。腎病禁甘。春不食肝。夏不食心。秋不食肺。冬不食腎。四季不食脾。辯曰。春不食肝者。為肝氣王。脾氣敗。若食肝。則又補肝。脾氣敗尤甚。不可救。又肝王之時。不可以死氣入肝。恐傷魂也。若非王時。即虚。以肝補之。佳。余藏準此。

凡肝臟自不可輕噉。自死者彌甚。○凡心皆為神識所舍。勿食之。使人來生復其報對矣。○凡肉及肝落地不着塵土者。不可食之。○猪肉落水浮者。不可食。○諸肉及魚。若狗不食。鳥不啄者。不可食。○諸肉不乾。火炙不動。見水自動者。不可食之。○肉中有如朱點者。不可食之。○六畜肉熱血不斷者不可食之。○父母及身本命肉，食之令人神魂不安。○食肥肉及熱羹，不得飲冷水。○諸五臟及魚，投地塵土不污者，不可食之。○穢飯餒肉臭魚，食之皆傷人。○自死肉，口閉者，不可食之。○六畜自死，皆疫死，則有毒，不可食之。○獸自死北首及伏地者，食之殺人。○食生肉，飽飲乳，變成白蟲。一作血蠱○疫死牛肉，食之令病洞下，亦致堅積，宜利藥下之。○脯藏米甕中，有毒，及經夏食之，發腎病。

治自死六畜肉中毒方。

黃蘗屑，擣服方寸匕。

治食鬱肉漏脯中毒方。鬱肉。密器盖之。隔宿者是也。漏脯。茅屋漏下。沾着者是也。

燒犬屎。酒服方寸匕。每服人乳汁亦良。○飲生韭汁三升。亦得。

治黍米中藏乾脯食之中毒方。

大豆濃煑汁。飲數升即解。亦治貍肉漏脯等毒。

治食生肉中毒方。

掘地深三尺。取其下土三升。以水五升。煑數沸。澄清汁。飲一升。即愈。

治六畜鳥獸肝中毒方。

水浸豆豉絞取汁。服數升愈。

馬脚無夜眼者。不可食之。○食酸馬肉。不飲酒。則殺人。○馬肉不可熱食。傷人心。○馬鞍下肉。食之殺人。○白馬黑頭者。不可食之。○白馬青蹄者。不可食之。○馬肉㹠肉共食飽醉臥。大忌。○驢馬肉。合猪肉食之。成霍亂。○馬肝及毛。不可妄食。中毒害人。

治馬肝毒中人未死方。

雄鼠屎二七粒。末之。水和服。日再服。屎尖者是

又方

人垢取方寸匕服之佳

治食馬肉中毒欲死方

香豉二兩　杏仁三兩

右二味蒸一食頃熟杵之服日再服

又方

煑蘆根汁飲之良

疫死牛或目赤或黃食之大忌牛肉共猪肉食之必作寸白蟲青牛腸不可合犬肉食之牛肺從三月至五月其中有蟲如馬尾割去勿食食

則損人。○牛羊猪肉皆不得以楮木桑木蒸炙食之令人腹内生蟲。○噉蛇牛肉殺人何以知之噉蛇者毛髮向後順者是也。

治噉蛇牛肉食之欲死方。

飲人乳汁一升立愈。

又方

以泔洗頭飲一升愈。

牛肚細切以水一斗煮取一升煖飲之大汗出者愈。

治食牛肉中毒方。

甘草煑汁飲之即解。

羊肉其有宿熱者不可食之。○羊肉不可共生魚酪食之害人。○羊蹄甲中有珠子白者名羊懸筋。食之令人癲。○白羊黑頭食其腦作腸癰。○羊肝共生椒食之破人五藏。○猪肉共羊肝和食之令人心悶。○猪肉以生葫荽同食爛人臍。○猪脂不可合梅子食之。○猪肉和葵食之少氣。○鹿人不可和蒲白作羹食之發惡瘡。○麋脂及梅李子若妊婦食之令子青盲男子傷精。○麞肉不可合蝦及生菜梅李果食之皆病人。○痼疾人不可食熊肉。令終身不愈。○白犬自死不出舌者食之害人。

○食狗鼠餘。令人發瘻瘡。

治食犬肉不消。心下堅或腹脹。口乾大渴。心急發熱妄語如狂。或洞下方。

杏仁一升合皮熟研用

右一味。以沸湯三升和。取汁分三服。利下肉片。大驗。

婦人妊娠。不可食兎肉。山羊肉。及鱉雞鴨。令子無聲音。○兎肉不可合白雞肉食之。令人面發黃。○兎肉着乾姜食之。成霍亂。○凡鳥自死。口不閉翅不合者。不可食之。○諸禽肉肝青者。食之殺人。○雞有六翮四距者。不可食之。○烏雞白首者。不可食之。○雞不可共葫蒜食之滯氣。一云雞子○山雞不可合鳥獸肉食之。○雉肉久食之令人瘦。○鴨卵。不可合鱉肉食之。○婦人妊娠。食雀肉。令子淫亂無恥。○雀肉不可合李子食之。○燕肉勿食。入水為蛟龍所噉。

鳥獸有中毒箭死者。其肉有毒。解之方。

大豆煑汁。及鹽汁服之解。

魚頭正白如連珠。至脊上。食之殺人。○魚頭中無

腮者不可食之殺人○魚無腸膽者不可食之三
年陰不起女子絶生○魚頭似有角者不可食之
○魚目合者不可食之○六甲日勿食鱗甲之物
○魚不可合雞肉食之○魚不得合鸕鷀肉食之
○鯉魚鮓不可合小豆藿食之其子不可合猪肝
食之害人○鯉魚不可合犬肉食之○鯽魚不可
合猴雉肉食之一云不可合猪肝食○鯷魚合鹿
肉生食令人筋甲縮○青魚鮓不可合生葫荽及
生葵并麥中食之○鰌鱔不可合白犬血食之○
龜肉不可合酒果子食之○鱉目凹陷者及壓下

有王字形者。不可食之。又其肉不得合雞鴨子食之。○龜鼈肉不可合莧菜食之。○鰕無鬚及腹下通黑。煮之反白者。不可食之。○食膾。飲乳酪。令人腹中生蟲為瘕。

鱠食之。在心胷間不化。吐復不出。速下除之。久成癥病。治之方。

橘皮一兩　大黄二兩　朴硝二兩

右三味。以水一大升。煮至小升。頓服即消

食鱠多不消。結為癥病。治之方。

馬鞭草

右一味。擣汁飲之。○或以姜葉汁。飲之一升。亦消。○又可服吐藥吐之。

食魚後食毒。兩種煩亂。治之方。

橘皮濃煎汁。服之即解。

食鯸鮧魚中毒方。

蘆根煑汁。服之即解。

蠏目相向。足班目赤者。不可食之。

食蠏中毒。治之方。

紫蘇煑汁。飲之三升。○紫蘇子擣汁飲之。亦良。

又方

冬瓜汁飲二升。食冬瓜。亦可。

凡蟹未遇霜多毒其熟者。乃可食之。○蜘蛛落食中有毒勿食之。○凡蜂蠅蟲蟻等多集食上食之致瘻。

果實菜穀禁忌并治第二十五

果子生食生瘡。○果子落地經宿蟲蟻食之者。人大忌食之。○生米停留多日有損處食之傷人。○桃子多食。令人熱仍不得入水浴令人病淋瀝寒熱病。○杏酪不熟傷人。○梅多食壞人齒。○李不可多食。令人臚脹。○林檎不可多食。令人百脈弱。○橘柚多食。令人口爽。不知五味。○梨不可多食。令人寒中。金瘡產婦。亦不宜食。○櫻桃杏多食傷筋骨。○安石榴不可多食損人肺。○胡桃不可多食。令人動痰飲。○生棗多食。令人熱渴氣脹。寒熱羸瘦者。彌不可食。傷人。

食諸果中毒治之方

猪骨 燒灰

右一味。末之。水服方寸匕。○亦治馬肝漏脯等毒。

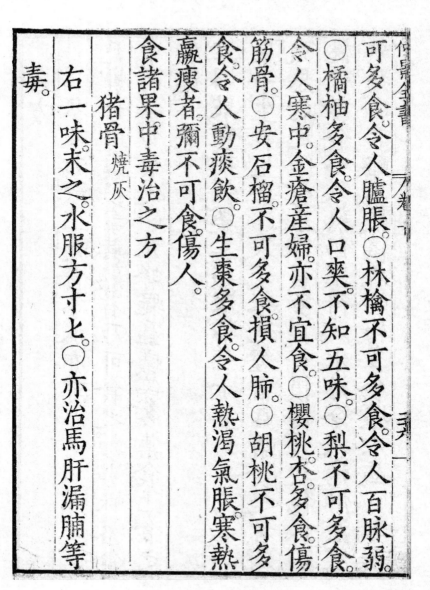

木耳赤色及仰生者。勿食。◎菌仰卷及赤色者。不可食。

食諸菌中毒。悶亂欲死。治之方。

人糞汁。飲一升。　土漿。飲一二升。

大豆濃煮汁。飲之。◎服諸吐利藥。並解。

食楓柱菌而哭不止。治之以前方。

誤食野芋。煩毒欲死。治之以前方。其野芋根。山東人名魁芋。人種芋。三年不收。亦成野芋。並殺人。

蜀椒閉口者有毒。誤食之。戟人咽喉。氣病欲絕。或吐下白沫。身體痺冷。急治之方。

肉桂煎汁飲之　飲冷水一二升

或食蒜　或飲地漿

或濃煮豉汁飲之並解

正月勿食生葱令人面生游風○二月勿食蓼傷人腎○三月勿食小蒜傷人志性○四月八月勿食胡荽傷人神○五月勿食韮令人乏之氣力○五月五日勿食一切生菜發百病○六月七月勿食茱萸傷神氣○八月九月勿食姜傷人神○十月勿食椒損人心傷心脉○十一月十二月勿食薤令人多涕唾○四季勿食生葵令人飲食不化發

百病非但食中。藥中皆不可用。深宜慎之。○時病差未健。食生菜。手足必腫。○夜食生菜。不利人。○十月勿食被霜生菜。令人面無光。目澀。心痛腰疼。或發心瘧。瘧發時。手足十指爪皆青。困委。○葱韭初生芽者。食之傷人心氣。○飲白酒。食生韭。令人病增。○生葱不可共蜜食之。殺人。獨顆蒜彌忌。○棗合生葱食之。令人病。○生葱和雄雞雉白犬肉食之。令人七竅經年流血。○食糖蜜後四日內食生葱蒜。令人心痛。○夜食諸姜蒜葱等。傷人心。○蕪菁根。多食令人氣脹。○薤不可共牛肉作羹食之成瘕病。韮亦然。○蓴多病動痔疾。○野苣不可同蜜食之。作內痔。○白苣不可共酪同食。作䘌蟲。○黃瓜食之。發熱病。○葵心不可食。傷人。葉尤冷。黃背赤莖者。勿食之。○胡荽久食之。令人多忘。○病人不可食胡荽及黃花菜。○芋不可多食。動病。○妊婦食姜。令子餘指。○蓼多食。發心痛。○蓼和生魚食之。令人奪氣。陰欬疼痛。○芥菜不可共兎肉食之。成惡邪病。○小蒜多食。傷人心力。

食躁式躁方

豉濃煑汁飲之。

鉤吻與芹菜相似。誤食之殺人。解之方。肘後云。與茱萸食芥相似。

薺苨八兩

右一味。水六升。煮取二升。分溫二服。鉤吻生地傍屋草。其莖有毛者。以此別之。

菜中有水莨菪。葉圓而光。有毒。誤食之。令人狂亂。狀如中風。或吐血。治之方。

甘草煮汁。服之即解。

春秋二時。龍帶精入芹菜中。人偶食之為病。發時手青腹滿。痛不可忍。名蛟龍病。治之方。

硬糖二三升

右一味日兩度服之。吐出如蜥蜴三五枚差。

食苦瓠中毒。治之方。

黎穰煮汁。數服之解。

扁豆寒熱者不可食之。○久食小豆令人枯燥。○食大豆等忌噉猪肉。○大麥久食令人作癖。○白黍米不可同飴蜜食。亦不可合葵食之。○蕎麥麵多食令人髮落。○鹽多食傷人肺。○食冷物。氷人齒。○食熱物。勿飲冷水。○飲酒食生蒼耳。令人心痛。○夏月大醉汗流。不得冷水洗着身。及使扇。即成病。○飲酒大忌灸腹背。令人腸結。○醉後勿飽食。發寒熱。○飲酒食猪肉。臥秫稻穰中。則發黄。○食飴多飲酒大忌。○凡水及酒照見人影動者。不可飲之。○醋合酪食之。令人血瘕。○食白米粥勿食生蒼耳。成走疰。○食甜粥巳食鹽即吐。○犀角筯攪飲食沫出。及澆地墳起者。食之殺人。

飲食中毒煩滿治之方。

苦參三兩　苦酒一升半

右二味。煑三沸。三上三下。服之。吐食出。即差。或以水煑亦得

又方

犀角湯亦佳

貪食食多不消心腹堅滿痛治之方

鹽一升　水三升

右二味煑令鹽消分三服當吐出食便差

礬石生入腹破人心肝亦禁水○商陸以水服殺人○葶藶子傅頭瘡藥成入腦殺人○水銀入人耳及六畜等皆死以金銀着耳邊水銀則吐若練無子者殺人

凡諸毒多是假毒以投元知時宜煑甘草薺苨

汁飲之。通除諸毒藥。

音釋

㽲古巧切　罙莫兮切深入也

全書　方卷十　三十

金匱要畧方論序

張仲景為傷寒卒病論合十六卷今世但傳傷寒論十卷雜病未見其書或於諸家方中載其一二矣翰林學士王洙在館閣日於蠹簡中得仲景金匱玉函要畧方三卷上則辯傷寒中則論雜病下則載其方并療婦人乃錄而傳之士流才數家耳嘗以對方證對者施之於人其効若神然而或有證而無方或有方而無證救疾治病其有未備國家詔儒臣校正醫書臣奇先校定傷寒論次校定金匱玉函經今又校成此書仍以逐方次於證候

之下使倉卒之際便於檢用也又採散在諸家之方附於逐篇之末以廣其灋以其傷寒文多節畧故所自雜病以下終於飲食禁忌凡二十五篇除重復合二百六十二方勒成上中下三卷依舊名曰金匱方論臣奇嘗讀魏志華佗傳云出書一卷曰此書可以活人每觀華佗凡所療病多尚奇恠不合聖人之經臣奇謂活人者必仲景之書也大哉炎農聖灋屬我盛旦恭惟主上丕承大統撫育元元頒行方書拯濟疾苦使和氣盈溢而萬物莫不盡蘇矣　太子右贊善大夫臣高保衡尚書都

官員外郎臣孫奇尚書司封郎中充祕閣校理臣
林億等傳上
仲景金匱錄岐黃素難之方近將千卷患其混
雜煩重有求難得故周流華裔九州之內收合
奇異捃拾遺逸揀選諸經筋髓以為方論一編
其諸救療暴病使知其次第凡此藥石者是諸
僊之所造服之將來固無夭橫或治療不早或
被師誤幸具詳焉